AF389038

DE

L'ANGINE TRACHÉALE

CONNUE SOUS LE NOM

DE CROUP;

De ses Caractères distinctifs, de ses Causes, de sa Nature et de son Traitement curatif et préservatif ;

Par C. GIRAUDY,

Docteur en Médecine de la Faculté de Paris, Secrétaire perpétuel de la Société de Médecine-pratique, Membre de plusieurs Sociétés savantes et littéraires.

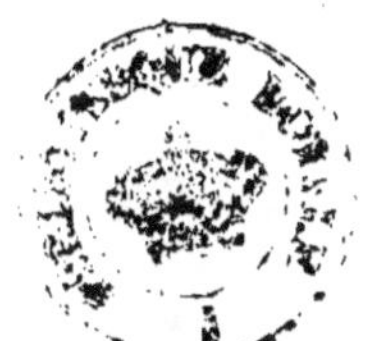

Difficilis morborum cognitio, difficilior sæpè curatio. HIPP.

DE L'IMPRIMERIE DE FEUGUERAY.

A PARIS,

Chez
{ GABON, Libraire, place de l'École-de-Médecine, nº. 2.
CROCHARD, Libraire, rue de l'École-de-Médecine, nº. 3.

1811.

PRÉFACE.

Cᴇ Mémoire devait avoir une autre destination ; mais il me manquait encore quelques matériaux nécessaires pour le confectionner lorsque le concours décrété par S. M. l'Empereur fut fermé, et je n'ai pu y mettre la dernière main que depuis cette époque. Mon dessein n'était plus alors de le donner au public. Cependant l'espoir d'être utile, en attendant que Messieurs les Concurrens fissent connaître les résultats de leurs recherches sur le croup, m'a déterminé à réduire mon ouvrage à quelques feuilles et à le livrer à l'impression. Invariablement attaché à l'observation et à l'expérience, je me suis par cela même éloigné de toute opinion hypothétique ou hasardée, et de tout ce qui n'offrait pas un degré de certitude

*

satisfaisant. Peut-être aurai-je été trop rapidement au but ; mais en me réduisant, j'ai dû négliger les détails accessoires qui n'étaient pas essentiels au développement de mon sujet.

DE
L'ANGINE TRACHÉALE

CONNUE SOUS LE NOM

DE CROUP.

LA maladie dont je vais m'occuper dans ce mémoire, est une de celles qui tranchent ordinairement le fil de la vie avec une rapidité effrayante, et qui, dans les cas d'épidémie, enlèvent un grand nombre d'enfans. Il en est peu, en effet, qui offrent une marche aussi insidieuse, un danger aussi imminent et une mort aussi prompte. Inconnu de la plupart des médecins, traité presque toujours sans succès, même par ceux qui sont parvenus à le distinguer de toute autre maladie, le croup a fait jusqu'à présent le désespoir des praticiens et la désolation des familles qui n'ont eu qu'à gémir sur l'impuissance de notre art. Quel sujet plus digne des regards d'un grand prince, et de la noble émulation des savans appelés à concourir pour le prix proposé par son Excellence le Ministre de l'Intérieur !

Cette maladie s'est présentée pour la première fois à ma pratique il y a plusieurs années. Frappé de ses progrès rapides et de l'insuffisance de nos moyens curatifs, je résolus dès ce moment de choisir toutes les occasions qui me mettraient à même de la mieux connaître et de la combattre avec fruit. Pour cet effet, je n'ai négligé ni la lecture attentive des auteurs qui ont parlé du croup, ni de consulter mes confrères sur l'opinion qu'ils avaient de cette angine; et après avoir réussi à le traiter avec méthode, j'ai eu la satisfaction de voir mes expériences confirmées par l'observation du docteur *Tourlet*. Depuis lors (c'était en 1804), j'en ai fait l'application à plusieurs cas semblables et avec le même succès.

Mais, jusqu'à ces dernières années, je n'avais rencontré que des croups simples, ou avec l'état catarrhal plus ou moins prononcé. Mes observations ne confirmant point celles des auteurs qui ont décrit cette maladie avec un état inflammatoire, je n'osais compter uniquement sur l'autorité, bien persuadé qu'elle conduit parfois à l'erreur. J'ai vu enfin le croup tel que l'ont peint *Home*, *Ghisi*, *Wahlbom*, etc.; et en rapprochant ces faits analogues, j'en ai déduit une variété importante de cette espèce d'angine.

D'une autre part, un croup aigu, dont je donnerai l'histoire, et que l'on prenait pour l'asthme aigu des enfans, m'a convaincu que cette angine trachéale pouvait se combiner avec un état nerveux prédominant.

Je puis enfin établir d'une manière plus précise les règles d'après lesquelles il faut diriger le traitement du croup, les indications qu'il présente, les moyens de les remplir et les modifications qu'exige leur administration. Puisse le résultat de mes recherches mériter l'approbation du public! Si ce travail offre des imperfections, j'ose espérer du moins que les faits et les rapprochemens qu'il contient ne seront point perdus pour la science.

La question proposée dans le programme publié, par ordre de S. M. l'Empereur, le 4 juin 1807, est conçue en ces termes : « Determiner,
» d'après les monumens pratiques de l'art et
» d'après des observations exactes, les carac-
» tères de la maladie connue sous le nom de
» *croup*, et la nature des altérations qui la
» constituent, les circonstances intérieures et
» extérieures qui en déterminent le dévelop-
» pement, ses affinités avec d'autres maladies ;
» en établir, d'après une expérience constante
» et comparée, le traitement le plus efficace ,

» indiquer les moyens d'en arrêter les progrès » et d'en prévenir l'invasion ».

Pour procéder avec ordre dans la solution de cette question, je la diviserai, selon ses principaux membres, qui seront traités successivement.

Mais avant tout, examinons quelle est l'origine du croup, quelles sont les dénominations sous lesquelles on l'a désigné jusqu'à ce jour, et quelle est celle qu'il faut lui donner.

Origine du Croup.

Le croup, tel que je vais le décrire, n'a été réellement connu que vers le milieu du dix-huitième siècle. Il est cependant à présumer qu'il a existé de tout temps ; rien ne montre du moins que ce soit une maladie nouvelle. Si les auteurs n'en ont point parlé assez clairement jusqu'à cette époque, c'est qu'ils ne l'ont pas bien observé ; et n'est-il pas encore aujourd'hui un grand nombre de praticiens qui le confondent avec des maladies analogues ? tandis que d'autres le rencontrent assez fréquemment et le distinguent sans peine.

Le célèbre *Baillou* paraît être le premier qui l'a reconnu dans une coqueluche épidémique observée à Paris en 1576, et qui en a tracé les principaux caractères(1): c'est l'opinion de *Lou-dun* (2) et de *Michaëlis* (3). Ce dernier ne croit cependant pas devoir affirmer que les observations de cet auteur eussent seulement le croup pour objet. Quoi qu'il en soit, si l'on excepte le fait que *Struve* a inséré dans les Actes des Curieux de la nature, et qui présente les signes essentiels de l'angine membraneuse, c'est *Aëtius Clétus* (4) qui a donné la première description exacte de cette maladie. En 1740, *Ghisi* (5) publia l'histoire de l'épidémie de Crémone, où l'on remarque tous les caractères du croup. On le trouve ensuite dans la description de l'épidémie de Francfort-sur-le-Mein, par *Van-Bergen*, en 1764; *Wahlbom* le reconnut aussi dans l'épidémie qui régna à Colmart en 1765. *Bœck* et *Salomon* l'ont observé de même dans celle de Stockolm en 1771 et 1772, etc.

Depuis ce temps le croup s'est montré avec le caractère endémique dans certaines contrées

---

(1) *Epid. et Ephemerid.*, édit. de Venise, 1784. Lib. II, pag. 132.

(2) Mémoires de la Société de Médecine pour le concours de 1783.

(3) *Dissertatio inauguralis de Anginâ polyposâ seu membranaceâ.* Acquitoral, 1778.

(4) *De Morbo strangulatorio. Romæ*, 1636. in-8°.

(5) *Lettere mediche, in Cremonâ*, 1749.

de l'Angleterre, de la Suède ; et nous le voyons sporadique en France, en Italie, en Allemagne, en Angleterre, etc.

Synonymie du croup.

Le croup a été désigné sous des noms différens. Quelques auteurs l'ont confondu avec l'angine inflammatoire ; d'autres avec l'angine spasmodique, ou avec l'asthme aigu des enfans, avec le catarrhe suffocant. Crawford l'appelle *cynanche stridula* ; Starr, *morbus strangulatorius infantum* ; Darwin, *peripneumonia trachealis* ; Home, *suffocatio stridula* ; Engstroem, *angina suffocatoria* ; Michaëlis, *angina polyposa, seu membranacea*, etc. Aucune de ces dénominations ne paraît assez exacte : la plus convenable de toutes est celle que nous tenons du peuple écossais. En effet, le mot croup, prononcé par eux, imite assez bien l'espèce de son aigu de la voix que l'on observe dans cette angine, et qui pourrait seul la distinguer de tout ce qui n'est pas elle. On doit donc le préférer aux adjectifs *stridula* (*angina*), *suffocatoria*, *trachealis*, *strangulatoria*, *spasmodica*, *membranacea*, et autres, qui peuvent également s'appliquer à des espèces diverses d'angines. Néanmoins, comme il peut arriver que le croup existe sans ce caractère tiré du son de la voix, ce serait induire en erreur le praticien, que de lui laisser prendre ce terme dans son acception la plus rigoureuse. Le mot *croup*, déjà consacré par l'usage, ne sera donc pour moi qu'un simple signe de convention, qui représentera l'ensemble des phénomènes caractéristiques de la maladie dont je vais tracer le tableau, et auquel on ne doit attacher aucune autre idée. C'est le moyen d'éviter tout équivoque, objet essentiel dans les sciences exactes.

Quels sont les caractères de la maladie connue sous le nom de croup?

Les caractères d'une maladie ne sauraient être déterminés avec exactitude, s'ils ne sont le résultat de l'analyse des phénomènes par lesquels elle se manifeste. Or cette analyse nous conduit d'abord à l'exposé des symptômes du croup, et à la marche qu'il affecte.

Description générale.

Je crois devoir observer ici que cette maladie est peu susceptible d'être divisée en différens temps, comme il sera facile de le prouver dans la suite; mais qu'elle se présente sous deux points de vue qu'il importe de distinguer soigneusement. Le premier est l'état catarrhal, dans lequel on ne trouve guère que les symptômes d'une phlegmasie des membranes muqueuses, selon l'expression des modernes; le second est un resserrement du tube aérien qui revient en général par accès. On verra combien la distinction de ces deux modifications essentielles du croup est utile dans la direction de son traitement.

Invasion.

L'invasion du croup suit de près l'action des causes qui le déterminent. Elle peut avoir lieu à toute heure du jour et de la nuit ; mais il paraît qu'elle est plus fréquente pendant cette dernière. Si elle survient dans la journée, la maladie acquiert plus d'intensité durant la nuit suivante, soit que l'accès se manifeste dans ce temps, soit qu'il tarde davantage. Ce que j'avance sur l'époque de cette invasion s'accorde avec l'opinion de *Home*, de *Wahlbom*, de *Halenius*, de *Salomon*, de *Vieusseux* (1), etc.

Le croup débute communément par l'état catarrhal, lequel s'annonce par les symptômes d'un léger rhume, tels qu'un sentiment de pesanteur, l'enrouement, l'éternuement, la toux, la chaleur augmentée, quelquefois précédée

---

(1) Recueil des observations et des faits sur le Croup.

(9)

d'horripilation, la tristesse, la somnolence ou l'insomnie. On l'a vu néanmoins signalé, mais rarement, par l'accès, c'est à-dire d'une manière subite, ainsi que l'attestent *Home*, *Loudun*, *Dureuil* (1), *Laroche* (2), etc.

Symptômes.

Douleur locale. La plupart des malades ressentent à la trachée une douleur obtuse, un peu sensible, même au toucher. Cependant *Ghisi* la trouva ardente dans l'épidémie de Crémone. Elle était semblable à celle que produisit l'excoriation chez un malade soigné par *Home*, et pongitive dans une observation d'*Engstroem* (3). En général elle augmente pendant les quintes de toux, les accès, et par l'exercice de la parole, selon *Home* et *Bernard* (4) Il y a néanmoins beaucoup d'enfans qui ne s'en plaignent pas, et d'autres chez qui elle n'est point sensible à la pression, comme *Dureuil* l'a remarqué. Elle paraît nulle lorsqu'à l'issue de l'accès la suffocation est extrême, et que le malade est abattu, pâle, sans mouvement, et près de la

____

(1) Observations sur le Croup.
(2) Journal de médecine de Sédilot.
(5) *Berœttelser till riksens stœnder*, anni 1769.
(4) Nouvelles observations sur le Croup.

mort; enfin elle doit être moins marquée dans le croup simple, que quand il est combiné avec l'état inflammatoire ou nerveux de tout le système.

Chaleur locale. Les auteurs ne parlent pas de la chaleur de la gorge. Il est vrai que les malades ne s'en plaignent pas; mais la soif, la douleur, la rougeur, quoique légère, de la membrane muqueuse du conduit aérien après la mort, portent à croire qu'elle doit être plus ou moins augmentée.

Gonflement local. On a observé dans quelques cas un gonflement à la partie supérieure de la trachée-artère. *Rosen* (1), *Duboueix* (2), *Bernard*, en donnent des exemples. *Home* a vu le gonflement de la gorge : ce symptôme m'a paru exister légèrement chez un de mes malades; mais je n'ai jamais rencontré la tuméfaction du larynx, et la plupart des auteurs n'en font aucune mention jusqu'à ce jour.

Sentiment de malaise et d'étranglement. *Ghisi*, *Home* et *Van-Bergen* (3) ne parlent point du sentiment de malaise que les malades éprouvent dans la gorge; mais ce phénomène a

---

(1) Maladies des enfans.

(2) Mémoire et observations sur le Croup.

(3) *De Morbo truculento infantum*, etc.

(11)

été noté par d'autres auteurs. *Brewer* et *Laroche* l'ont vu porté jusqu'à la sensation de l'étranglement. *Rechou* (1) a vu ce dernier augmenter dans les quintes de toux. C'est ce sentiment pénible qui fait que les malades portent la main au cou, comme pour se délivrer de quelque chose qui les embarrasse. Ce mouvement de la main s'observe sur-tout pendant les accès, lorsque l'étranglement est suivi de dyspnée, de suffocation, du son croupal, et que la tête est baissée en arrière.

État de l'intérieur de la gorge. Dans certains cas, l'affection du conduit aérien se communique jusque dans la gorge; et alors, sans qu'il y ait complication, les amygdales, la luette, le voile du palais présentent de la rougeur, comme *Wahlbom* (2) l'a vu dans l'épidémie de Colmar; ou un gonflement, comme *Van-Bergen* l'a observé dans celle de Francfort-sur-le-Mein; ou bien une couche muqueuse, comme *Michaëlis* l'a rencontrée à New-Yorck. Cependant cette altération de l'arrière-bouche est rare lorsque le croup est simple.

Gêne de la respiration. Dès que le resserre-

---

(1) Observations et réflexions sur le Croup. (*Journ. de méd. de Séd.*)

(2) *Berœttelcr till riksens, etc.*

ment du tube aérien se manifeste, il produit, en même temps que le malaise et la sensation d'é-tranglement, la gêne de la respiration, symptôme qui ne saurait être examiné avec trop d'attention.

Pendant les rémissions, la difficulté de respirer est en général peu sensible, et parfois nulle; d'autres fois on la trouve pénible, et dans certains cas même convulsive; sifflante; mais il est à remarquer que ce n'est guère que dans l'inspiration de l'air, encore n'est-elle souvent pas continue. L'expiration est ordinairement facile. A mesure que la maladie fait des progrès, la respiration devient plus ou moins gênée, tardive, et parfois stertoreuse dans les rémissions; mais fréquente, courte dans les accès. Enfin on la trouve très-difficile, petite, irrégulière, et ensuite presqu'insensible, lente, lorsqu'à la fin d'un accès violent, la suffocation continue, avec abattement, pâleur de la peau, difficulté d'avaler, et danger de mort. *Rechou* l'a observée suspendue pendant quelques instans.

Expectoration. Les malades expectorent moins dans le commencement du croup que quand il est bien formé. Les matières muqueuses étant alors sécrétées en plus grande quantité, l'expectoration devient plus abondante. C'est pendant les quintes de toux que les en-

fans expectorent le plus. Durant l'accès, s'il y
a trop d'irritation, le tube aérien est rétréci ;
la toux est plus fréquente, mais courte, et les
matières se détachent plus difficilement. Dans
les grandes suffocations qui sont accompagnées
d'abattement des forces et qui précèdent l'asphyxie, l'expectoration est presque nulle.

Home (1) a vu des enfans qui n'ont point expectoré. *Ghisi* dit que l'expectoration était souvent supprimée dans l'épidémie de Crémone.
Je l'ai trouvée dans quelque cas très-copieuse
et soulageant le malade.

Matières de l'expectoration. Les matières
rejetées par l'expectoration sont ordinairement
visqueuses, filantes, claires, quelquefois sanguinolentes dans le commencement de la maladie. Ensuite elles deviennent opaques, épaisses, moins filantes, parfois mêlées de concrétions membraniformes ; et vers la fin de la maladie, on leur a trouvé, mais rarement, une
apparence puriforme. *Ghisi* a vu la maladie
terminée heureusement par une expectoration
facile et très-abondante de matières muqueuses
mêlées de sang.

La surface externe des concrétions membra-

____

(1) *Inquiry into the nature and cure of the Croup.*
Édimburg, 1765.

niformes est quelquefois colorée par le sang ; tandis que l'autre est recouverte de mucosités. La première est ferme, lisse, ordinairement grisàtre, selon *Portal* (1), et la surface interne molle, inégale, floconneuse.

L'expulsion des substances muqueuses et des concrétions peut avoir lieu spontanément, ou par les quintes de toux et le vomissement, ou enfin par l'effet de divers médicamens. Assez souvent elle est suivie d'une diminution notable de la dyspnée, selon *Callisen* (2) ; mais il est des cas où l'on a vu la maladie s'aggraver de plus en plus, quoique ces matières eussent été évacuées.

Schwilgué (3) dit que chez un grand nombre de malades, l'expectoration est accompagnée d'un danger de suffocation très-imminent. Le danger est réel ; mais il est bien moins pressant que ne l'a pensé cet auteur. Ce qui le prouve, c'est que l'on voit très-rarement les malades périr d'asphyxie, pendant qu'ils font des efforts pour rejeter les matières qui engorgent les voies aériennes.

---

(1) Mémoire sur la nature et le traitement de plusieurs maladies, 1808.

(2) *Observatio de concretione polyposâ, cavâ, tussi rejectâ.* 1 vol. *Act. Societ. med. Hanniensis.*

(3) Dissertation sur le Croup aigu. Germinal **an 10.**

Au reste, tous les malades ne rendent pas de ces concrétions membraniformes. On observe avec raison, dans le recueil des faits sur le croup, qu'elles sont souvent avalées. Mais il est vraisemblable qu'il ne s'en forme pas toujours, sur-tout lorsque, dans le traitement, on s'attache à évacuer les mucosités à mesure qu'elles sont sécrétées. *Schwilgué* a très-bien remarqué que sur quarante observations prises au hasard, il n'y avait que neuf enfans qui en eussent expectoré.

Pouls. Dans les rémissions, le pouls ne s'éloigne que très-peu de l'activité qu'il avait avant la maladie. Néanmoins il devient quelquefois petit, faible, mou ; et quand la disposition inflammatoire générale prédomine, il est dur, fort, plein ; mais presque toujours il présente de la fréquence et de l'irrégularité.

Dès que l'accès se prononce, le pouls acquiert plus de fréquence ; il marque assez communément de 140 à 160 pulsations par minute. *Wahlbom* l'a trouvé inégal, tantôt lent, tantôt vif. *Bernard* le dit d'abord précipité, saillant et vif, puis fréquent, plus faible et presqu'insensible.

C'est dans la suffocation qui se soutient à la fin de l'accès, que cet auteur a vu le pouls plus fréquent, faible et presque insensible ; que

Bloom l'a trouvé petit, tremblotant, irrégulier, battant de 130 à 140 fois par minute ; que *Salomon* (1), après l'avoir observé mou, petit, assez vîte, le vit enfin très faible et intermittent. *Desessarts* (2) a remarqué que le pouls revenait presque à l'état naturel pendant les rémissions, à moins que celles - ci ne fussent très-courtes ; car alors il conservait encore une certaine altération. Il a vu aussi que les battemens devenaient plus fréquens, accélérés dans les quintes de toux.

Syncope. Bloom a observé une syncope incomplète au moment des accès de suffocation, et qui ne tarda pas à devenir mortelle.

Chaleur générale. Dans les rémissions, la chaleur générale n'est d'abord que peu ou point altérée. *Zobel* (3) l'a remarquée dans l'épidémie de Wertheim, au commencement de la maladie. Pendant l'accès elle est quelquefois augmentée, mais plus particulièrement aux parties supérieures. *Ghisi* l'a vue s'accroître à l'intérieur et diminuer au dehors. Elle est plus uniforme et continue, lorsque l'état inflammatoire de tout le système prédomine.

---

(1) Mémoires de la Société des Sciences de Suède, 1772.
(2) Mémoire sur le Croup. Paris, 1807.
(3) Description de l'épidémie de Wertheim.

Son croupal. Le son croupal ne se fait entendre que pendant les accès de suffocation. Il revient à chaque inspiration de l'air, et imite assez bien le piaulement des poulets dans l'âge adulte. Quelquefois il cesse pendant des intervalles plus ou moins longs, soit parce que le resserrement du tube aérien diminue, soit parce que l'ouverture de ce tube est surchargée de matières muqueuses ou de concrétions membraniformes. Il est des cas où on ne l'observe nullement.

C'est aussi durant l'accès que la difficulté de respirer s'accompagne d'inquiétudes, d'anxiété et de suffocation, et que les malades portent la tête en arrière pour pouvoir respirer avec plus de facilité. La suffocation se fait sentir plus particulièrement dans la trachée-artère. Il en est de même de la toux et de la gêne dont j'ai déjà parlé.

Je rappellerai ici que la suffocation diminue quelquefois après l'expectoration des matières visqueuses ou membraniformes, ou après l'action de certains médicamens, ou bien spontanément, comme à la fin des accès ; et qu'il est cependant des circonstances où elle s'accroît progressivement, malgré l'évacuation des matières et les médicamens qu'on lui oppose : *Ghisi* et *Van Bergen* en ont fait la remarque. Ce dernier et

Home ont eu occasion de voir le croup prendre le caractère d'un asthme suffocant.

Zobel et *Wahlbom* ont noté expressément que la suffocation cessait plus ou moins rapidement et reparaissait ensuite avec la même intensité ou d'une manière plus violente, et sans suivre un ordre régulier dans ses retours. J'ai rencontré des rémissions complètes; mais en général, plus la maladie fait de progrès, moins elles le sont. Leur durée est plus ou moins longue; elle est communément de 12 à 24 et même à 36 heures. On en a observé néanmoins de 3 et même de 8 jours.

L'accès de suffocation ne se prolonge guère au-delà de quelques heures, à moins que le croup ne soit combiné avec une disposition inflammatoire générale.

Toux. Il n'y a pas toujours de la toux dans le croup. *Home* dit qu'elle manque souvent. Elle revient par quintes et s'accompagne constamment d'un son aigu, sifflant, et, selon *Bœck* (1), semblable au cri d'un poulet : dans le commencement de la maladie, elle est un peu sèche, quelquefois avec expectoration; mais lorsqu'elle acquiert une certaine violence, elle est suivie de vomissement. *Van - Bergen* et

____

(1) Mémoires de la Société des Sciences de Suède, etc.

Wahlbom ont trouvé la toux grande et analogue à celle de la coqueluche, avec cette différence qu'elle n'était sonore que dans l'inspiration. Durant l'accès de suffocation, elle est plus ou moins rare ou fréquente, sèche ou humide, courte, convulsive, précipitée, suffocante, forte. « En examinant attentivement l'enfant » lorsqu'il tousse, dit très-bien *Desessarts*, » on voit ordinairement que tout le travail se » passe dans la trachée-artère ».

Voix. Elle est communément enrouée, rauque, profonde, hors des accès; mais dès que le resserrement du tube aérien se manifeste et que la respiration paraît plus gênée, le son de voix devient plus aigu, glapissant : on a remarqué ce son aigu spécialement lors de l'inspiration. *Vieusseux*, *Home*, *Zobel* l'ont néanmoins observé quand l'enfant criait. Il est constant que la voix s'affaiblit et s'éteint lorsqu'à la fin des accès la suffocation se soutient. *Halénius* (1) a observé cet affaiblissement de la voix, et *Michaëlis* l'extinction totale.

Parole. La parole est quelquefois précipitée, comme *Bloom* (2) l'a remarqué. *Brewer* et *Laroche* l'ont trouvée douloureuse, au point

_____

(1) *Berœttelser till riksens*, *etc.*
(2) *Berœttelser till riksens*, *etc.*

que le malade s'y refusait. *Pinel* et *Double* ont vu la perte de la parole ; je l'ai vue toujours difficile, pénible pendant l'accès, et impossible dans les fortes suffocations.

Hémorrhagie. Elle est rare dans le croup, et se manifeste sur - tout dès l'invasion, ou bien pendant l'accès, lorsque la difficulté de respirer fait refluer le sang vers la tête, ou vers quelque partie affectée d'une débilité relative, ou enfin par l'effet de la disposition inflamma-toire générale. Je ne regarde pas comme telle quelques gouttes de sang que *Salomon* et *Ghisi* ont trouvées dans l'expectoration. L'hématurie obiervée par *Loudun*, et l'épistaxis par *Double* (1), sont les seules que l'on puisse citer.

Etat de la face. Dans les rémissions, la face est ordinairement pâle, plombée, ou peu éloignée de l'état naturel. Dans les accès, elle devient d'abord rouge, injectée. Si la suffocation se soutient assez long-temps, le gonflement se manifeste ; enfin si elle augmente en terminant l'accès, la face devient bouffie, livide, violette. *Dureuil* n'a observé la rougeur de la face que pendant les quintes de toux. *Rechou* a vu le visage plus bouffi, plombé dans le moment de

______

(1) Observations et considérations générales sur le Croup. *(Journ. de Méd. de Séd.)*

forte suffocation. La face est aussi plus injectée, rouge , dans la première variété du croup
que j'ai établie.

*Fièvre. Ghisi, Van-Bergen, Home, Bloom,
Salomon, Bœck, Vieusseux* , et autres , ont
observé un mouvement fébrile qui accompagnait l'affection des voies aériennes ; mais en
général il n'y en a point durant les rémissions, et
Desessarts en nie totalement l'existence dans
cette maladie. Il est des cas où elle a paru pendant l'accès , et d'autres où la fréquence du
pouls , l'élévation de la chaleur , l'agitation , qui
dépendent de la suffocation, en ont imposé
pour un paroxysme fébrile.

Transpiration. La transpiration est diminuée
pendant la rémission, comme dans toutes les
affections catarrhales ; mais durant l'accès elle
augmente en raison de la dyspnée. *Pinel* (1) a
vu une sueur abondante, chaude et salutaire ,
terminer la maladie. Quand la suffocation doit
être mortelle, la sueur est froide et partielle :
Vahlbom , Bloom , Callisen et *Vieusseux* en
offrent des exemples. J'ai vu , pendant l'accès ,
la sueur générale, chaude et assez abondante ;
mais, loin d'être critique , elle me paraissait

____

(1) Médecine clinique.

produite, ainsi que les autres signes d'excitation, par la difficulté de respirer.

Urine. L'urine est peu colorée, ou même claire, limpide, au commencement de la maladie ; elle devient quelquefois rouge, trouble, ou alternativement claire et chargée. Sur la fin elle présente un sédiment lié, floconneux, blanchâtre, que *Home* a cru purulent, que *Michaëlis* regarde comme lymphatique, et que *Schwilgué* juge avec plus de raison analogue à celui de l'urine critique ordinaire. Soumis à la chaleur, ce sédiment se dissout, au lieu de se coaguler : il n'est donc pas lymphatique.

Bernard et *Loudun* ont observé les urines sanguinolentes ; mais ce dernier les a vues ensuite déposer un sédiment membraneux, d'un gris blanc et épais.

Larmoiement. Le larmoiement a lieu parfois lorsque la figure est injectée, et que les yeux sont rouges. On l'observe aussi quelquefois aux approches de la mort : *Bloom*, *Bernard* et *Rechou* ont remarqué ce symptôme.

Salivation. *Wahlbom* a vu la salivation, et *Home* une sécrétion muqueuse abondante.

OEdéme. J'ai observé un gonflement œdémateux des mains et des pieds, en même temps que la bouffissure de la face se manifestait, et que cette dernière devenait pâle, plombée.

Home a noté ce signe dans le sujet de sa septième observation. Il pense, et je crois avec lui, que cet état ne doit être considéré que comme secondaire.

Digestion. Les fonctions digestives sont peu altérées, à moins que l'état gastrique ne complique le croup. Rarement la langue est enduite de mucosités.

Appétit. L'appétit est ordinairement diminué, et cesse ensuite.

Soif. La soif n'existe pas toujours; elle est communément légère ou nulle dans la rémission; mais elle augmente pendant les accès, sur-tout quand l'excitation inflammatoire générale s'unit à l'affection locale. *Home*, *Zobel* et *Bernard* ont trouvé la soif très-grande.

Déglutition. La déglutition est facile jusqu'au moment où la suffocation est extrême, car alors elle est absolument empêchée. S'il arrive qu'elle soit gênée ou pénible dans le cours de la maladie, c'est lorsque les amygdales sont enflées, et que l'affection de la membrane muqueuse se propage jusque dans l'arrière-bouche. *Home* l'a vue douloureuse, *Van-Bergen* gênée, *Loudun* difficile dans un cas, et facile dans l'autre.

Vomissement. Les efforts que le malade fait en toussant, déterminent parfois le vomissement, et celui-ci facilite l'expulsion des concrétions membraniformes. L'observation a démontré fréquemment que les vomissemens et les selles, tant spontanés qu'artificiels, donnaient issue à des matières de la même nature que celles qui sont rejetées par l'expectoration.

Fonctions de relation. Les yeux sont en général cernés, languissans, et presque dans l'état naturel pendant les rémissions. Dans les accès, je les ai trouvés rouges et brillans. Le globe de l'œil est parfois plus saillant. *Callisen* a observé l'immobilité des yeux. *Beauchéne* (1) les a vus égarés. Les mouvemens convulsifs de ces organes m'ont paru coïncider avec ceux de quelqu'autre partie du corps, comme des extrémités, des muscles de la face, et produits par l'état nerveux prédominant de tout le système.

Sommeil et *veille.* Le sommeil est toujours léger durant la rémission. Quelquefois le malade se réveille en sursaut. Dans l'accès on trouve l'insomnie ou l'assoupissement. Lors de la suffocation extrême qui succède à l'accès, l'assoupissement devient profond.

Etat des forces. Les forces sont altérées dans

______

(1) Observations sur le Croup. (*Journ. de Méd. de Séd.)*

les rémissions; mais il n'y a qu'un peu de faiblesse, de malaise général, de pesanteur. Quand l'accès se manifeste, il survient de l'agitation, quelquefois des douleurs de tête, de bas-ventre, des mouvemens convulsifs des extrémités, des muscles du cou et de la tête. *Salomon* et *Bonhome* ont observé l'opisthotonos. Enfin lès forces paraissent être dans la plus grande prostration lors de la suffocation qui se soutient après l'accès, de manière à faire désespérer du salut du malade : elles ne sont cependant que mal distribuées, comme je le prouverai dans la suite.

Etat de l'ame. Durant la rémission, les enfans sont ordinairement tristes, inquiets, irascibles. On en a vu cependant qui retournaient à leurs jeux peu après l'accès. *Rechou* a observé des frayeurs très-vives et un sentiment de timidité. *Vieusseux* a vu le délire pendant les accès.

Marche et progrès de la maladie.

La marche du croup est en général peu régulière. En effet, la suffocation se manifeste ordinairement par accès; ceux-ci varient dans leur invasion, leur intensité, leur durée et leur retour; et les intervalles qu'ils laissent entr'eux sont aussi plus ou moins lucides: on a vu de ces rémissions qui ont duré plusieurs jours. J'expliquerai plus loin comment ces accès altèrent le cours ordinaire de la phlegmasie muqueuse de la trachée.

Il arrive, mais rarement, que le croup débute par l'accès de dyspnée ou de suffocation ; et dans ces cas, qui sont presque toujours avec disposition inflammatoire générale, le resserrement du tube aérien augmente progressivement jusqu'à la terminaison de la maladie. Si l'on y observe des rémissions, tandis que l'affection perd peu de son état aigu, elles sont incomplètes. Les auteurs donnent des exemples de ce début ; on l'a vu dans les épidémies de Crémone et de Francfort.

Dans d'autres circonstances, l'accès de suffocation ne s'est manifesté que vers le douzième jour. *Salomon* dit l'avoir observé chez un enfant dont la face et le cou se gonflèrent, devinrent livides. Le malade avait de la peine à ouvrir la bouche ; cependant il avalait encore un peu de nourriture ; il avait la voix croupale, l'opisthotonos, la dyspnée. La vie s'éteignit vers midi.

Le plus fréquemment, le croup commence par l'état catarrhal ou de phlegmasie ; les accès de suffocation surviennent ensuite, et le danger est toujours en raison de leur intensité.

Périodes. Si l'on isole par abstraction les

accès d'étouffement, le catarrhe paraît suivre ses périodes d'une manière assez distincte. On peut le diviser en trois temps. Dans le premier, frissonnemens légers, perspiration diminuée, inquiétudes, malaise, toux, expectoration nulle ou claire, visqueuse; pesanteur de tête, voix enrouée, urines claires ou rouges, pouls presque naturel ou légèrement mou, quelquefois avec fréquence et dureté; sommeil léger, mêlé de rêves. Dans le deuxième temps, chaleur générale plus ou moins augmentée, toux plus fréquente, expectoration plus abondante, matières muqueuses épaisses et quelquefois concrètes, la partie affectée parfois douloureuse, urines troubles, diminution de l'appétit, soif fatigante, voix rauque, profonde, mais aiguë dans la toux, gêne de la respiration, quelquefois fièvre. Enfin le troisième temps est signalé par l'expectoration de matières plus épaisses, liées, quelquefois membraniformes, et qui se détachent plus facilement; les urines avec dépôt et sédiment critique; quelquefois une sueur générale et copieuse, et la disparition graduée des symptômes.

Mais cette distinction des temps de la phlegmasie n'est presque d'aucune importance. Tout le danger tient aux accès : or ils ne sont point subordonnés à cette marche régulière.

On ne saurait donc adopter la division du croup en deux périodes, établie par *Michaëlis*, ni celle en trois périodes, par *Vieusseux*, *Double* et *Wahlbom* ; car elles ne sont point fondées sur une juste appréciation des phénomènes observés par le plus grand nombre des praticiens, et tels que je les présente.

Durée. L'irrégularité du croup se retrouve dans la durée de cette maladie. On l'a vu se terminer le 1er, le 2e, le 3e, le 4e jour, d'après *Salomon*, *Wahlbom*, *Engstroem* ; d'autres fois se prolonger jusqu'au 9e, 11e, 15e, 18e jour, comme l'affirment *Mahon* (1), *Pinel*, *Halénius*, *Loudun*. En général cette durée est de 4 à 7 jours. Elle doit être plus courte dans les deux variétés de cette angine, et quand il se forme beaucoup de matières visqueuses ou concrètes.

Terminaison. Livré aux efforts de la nature, le croup est presque toujours mortel ; du moins l'art n'a pu sauver jusqu'ici qu'un très-petit nombre de victimes.

Cette terminaison funeste a lieu le plus souvent à la fin d'un accès, lorsque la suffocation continue, et qu'elle devient extrême. *Bloom*, *Wahlbom*, etc., l'ont cependant observée au milieu de la rémission la plus grande, et même après la disparition de tous les accidens. *Du-*

Boueix a vu également le croup se terminer subitement chez un malade qui se promenait dans
sa chambre, et que l'on croyait hors de danger. *Home* rapporte qu'un enfant étant à jouer,
sa mère le prit sur ses genoux, et qu'il y mourut
subitement. Il faut attribuer la plupart de ces
accidens à des lambeaux de membrane qui se
détachent, et obstruent tout-à-coup le tube
aérien.

Les accès de suffocation dans lesquels la mort
survient, ne diffèrent point ordinairement de
ceux qui ne sont pas mortels. Ils ont lieu chez
des enfans qui ont expectoré, comme chez ceux
qui n'ont point rejeté de matières visqueuses ou
concrètes. Le nombre des malades qui sont
morts sans avoir rejeté des concrétions membraniformes, est même plus grand que celui
de ceux qui ont succombé après avoir expectoré (1).

Il en est de même, selon *Home*, pour la terminaison heureuse. Dans l'épidémie de Crémone, le retour à la santé était précédé d'expectoration visqueuse très-abondante, souvent
sanguinolente, de sueurs copieuses, de l'augmentation des urines. Il peut avoir lieu immé-

______

(1) Recueil des observations et des faits sur le Croup,
Paris.

diatement après le premier accès, ou quand il en est survenu quelques-uns. Alors l'accès finit par une rémission plus ou moins complète, et il ne reste après lui que l'état catarrhal tendant au rétablissement de l'ordre dans les fonctions. Quelquefois on y observe des symptômes qui tiennent encore de l'accès, telles sont une légère suffocation, la voix rauque, la respiration sifflante, l'altération du pouls; mais ils disparaissent peu à peu. Cependant s'ils persistent, le malade n'est pas encore tout-à-fait hors de danger. *Vieusseux* a vu survenir alors des angoisses, de l'agitation, un abattement très-grand, la petitesse et la fréquence du pouls, le refroidissement des extrémités et la mort.

Enfin, cet état de phlegmasie s'est terminé dans quelque circonstance par la fièvre lente, et la mort. On s'aperçoit de cette dégénération à la fièvre qui redouble chaque jour périodiquement, aux sueurs, à la diarrhée colliquative, à la dysphagie et à la prostration des forces: *Vieusseux* en donne un exemple, ainsi que *Callisen*.

Salomon rapporte un fait dans lequel le croup paraît avoir passé à l'état chronique. L'enfant expectorait de fausses membranes tous les matins à quatre heures, et se portait bien pendant le jour. La respiration cessait d'être stertoreuse dès qu'on avait recours au vomitif; mais elle reparaissait bientôt dans son premier état. La maladie s'est terminée par une hémoptysie très-intense et accompagnée de respiration sifflante, qui eut lieu l'automne suivant.

Règle générale : le croup n'est réellement terminé que quand la phlegmasie muqueuse l'est elle-même. Sans cette condition, le praticien doit toujours appréhender le retour des accès de suffocation, ou la dégénération de la maladie en une autre plus grave, ou bien son passage à l'état chronique. Ses craintes seront d'autant plus fondées que l'individu paraîtra plus débile, délicat, nerveux, sujet aux affections catarrhales, et peu soigné.

Récidives.

Les enfans qui ont eu le croup sont sujets à des rechutes. *Home* donne une observation dans laquelle la rechute eut lieu six mois après la première attaque. *Vieusseux* parle d'un enfant qui fut atteint du croup pour la deuxième fois six mois après la précédente. J'ai observé une rechute qui n'est point équivoque. Au bout de huit jours, l'enfant avait recouvré sa gaîté, l'appétit et le sommeil ; toutes les fonctions se faisaient comme en santé ; les symptômes de la phlegmasie avaient entièrement disparu ; mais le corps restait encore avec une susceptibilité qui fut mise en jeu par une imprudence. Il fut exposé au froid humide ; la transition subite du chaud au froid fit reparaître les symptômes de la phlegmasie, et bientôt après l'accès survint, mais avec moins de violence que dans la première maladie.

Il est à remarquer que ces récidives sont ordinairement plus légères et moins dangereuses que la première attaque, et qu'elles cèdent plus facilement à nos moyens curatifs.

Ouverture du corps.

L'examen anatomique des organes a prouvé que le conduit aérien était le siége du croup, et que la trachée-artère paraissait être affectée plus fréquemment que le larynx et les bronches. C'est là, en effet, que l'on a trouvé les traces de la phlogose, le plus de matières visqueuses, de concrétions membraniformes, et que celles-ci avaient le plus d'adhérences. La phlegmasie peut cependant n'occuper que le larynx, ou s'étendre de la trachée au larynx, de la trachée aux bronches, ou enfin du larynx aux bronches. Dans quelques cas aussi, on l'a vue s'étendre à l'arrière-bouche, et recouvrir le voile du palais, les amygdales, la base de la langue, selon *Michaëlis* et *Bard* (1); l'estomac,

______

(1) Observations sur le traitement du Croup.

l'œsophage et la langue ont même été vus, par *Rechou*, enduits d'une couche muqueuse très-adhérente et presque solide.

Matières visqueuses. Les matières visqueuses ont présenté, chez un sujet qui a succombé le 3ᵉ jour, à dater de l'invasion, une apparence différente et relative à l'époque de la maladie où la mort est survenue. J'ai trouvé ces matieres filantes, peu opaques, très-abondantes, mais ne pouvant néanmoins intercepter totalement le passage de l'air nécessaire à la respiration. Dans les cas où l'enfant avait péri à une époque plus avancée de la maladie, ces matières ont paru épaisses, opaques, écumeuses, jaunâtres, et même puriformes. Mais, quoi qu'en disent *Home, Crawford* (1), etc., on n'a point reconnu à cette substance les caractères d'un véritable pus. Ce n'est pas non plus un mucus simplement epaissi, comme le pensent *Desessarts*, *Dureuil*, etc., puisqu'elle se coagule par la chaleur.

Chaussier et *Schwilgué* lui ont trouvé toutes les propriétés de l'albumine, lorsqu'ils l'ont analysée dans son état membraniforme : la faculté qu'elle a de se coaguler par la chaleur et d'être insoluble dans l'eau, semble confirmer cette analogie. Cependant, si l'on considère que, d'a-

----

(1) *De Cynanche stridulâ*. Edimburg.

près l'analyse des matières sécrétées habituellement par les membranes muqueuses (faite par
Fourcroy et *Vauquelin*), ces matières n'ont
aucune des qualités propres à l'albumine ; si l'on
fait attention que, dans l'état de phlegmasie de la
membrane muqueuse, les glandes ne semblent
offrir qu'une sécrétion augmentée de ces matières, on concevra difficilement que les substances visqueuses ou concrètes trouvées dans
le tube aérien, chez les enfans morts du croup, ne
contiennent pas au moins une certaine quantité
de ce mucus. L'expérience vient à l'appui de
cette opinion. J'ai mêlé une certaine quantité de
matière visqueuse avec de l'eau bouillante. Il
s'est formé quelques flocons ; mais une partie du
restant a conservé sa viscosité qu'elle a communi-
quée à l'eau, tandis que l'autre, formant à-peu-près
le quart de la totalité, s'est dissoute entièrement.

Je ne prétends pas, d'après cette seule expérience, prononcer sur la nature des substances
visqueuses sécrétées dans le croup : il est probable qu'elles varient dans leur composition,
selon les progrès, l'intensité de la phlegmasie , et les circonstances qui l'accompagnent. La chimie nous éclairera sans doute
un jour sur leurs principes constituans. Bor-
nons-nous aujourd'hui à déterminer avec exactitude les qualités physiques qu'elles présen-

tent dans les différentes époques de la maladie.

Concrétions. Les concrétions membraniformes, que l'on appelle aussi fausses membranes, ne se rencontrent pas toujours après le croup. *Home* ne les a trouvées qu'une fois sur neuf ouvertures cadavériques. Elles sont formées sur la membrane muqueuse des voies aériennes; mais elle n'en est pas toujours entièrement recouverte. *Michaëlis* et *Bard* ont vu l'arrière-bouche enduite de ces concrétions; il s'en forme aussi quelquefois dans l'œsophage, et même dans l'estomac, selon *Rechou.*

Épaisseur. *Salomon* et *Midleton* les ont trouvées minces comme une feuille de papier; *Home* et *Salomon* très-épaisses et obstruant le canal aérien. En général, ces concrétions sont d'une épaisseur inégale : *Salomon* les a vues plus minces en bas qu'en haut; *Rechou* plus minces vers le larynx et plus épaisses vers les bronches; enfin *Home* dit les avoir observées plus épaisses vers la partie moyenne et obstruant la trachée-artère.

Forme. Les matières concrètes ne présentent quelquefois qu'une seule pièce imitant une membrane, et ressemblant, d'après *Ghisi*, *Callisen*, etc., à la trachée-artère. *Leutin* (1)

---

(1) Addition aux conuaissances médicales (en allemand.)

leur a trouvé la forme globuleuse ; et *Reil* n'a vu d'autres fois que des lambeaux. Dans certains cas, elles n'offrent qu'une couche floconneuse.

Surface. La surface externe de ces concrétions, ou celle qui répond à la membrane muqueuse du conduit aérien, est ordinairement lisse , ferme, assez égale; tandis que l'interne est inégale, floconneuse , molle, selon *Portal.*

Couleur. La couleur des concrétions muqueuses est communément opaque, d'un blanc grisâtre , selon *Ghisi* , *Home*, *Engstroem*, *Michaëlis. Bayley* l'a trouvée brune; *Home* , *Michaëlis* et *Tourlet* l'ont vue noire. Enfin on a observé des taches de sang à la surface externe. Au reste, cette couleur varie beaucoup , même dans l'étendue de ces concrétions, car *Martin* en a observé une dont la partie supérieure était grisâtre et rouge en dehors, et la partie inférieure pâle.

Consistance. Ces concrétions ont plus ou moins de consistance, depuis celle du mucus épaissi, jusqu'à celle du parchemin, dont la douzième observation de *Home* offre un exemple. Le plus souvent elles ressemblent à une membrane molle; mais on les trouve parfois fermes dans la trachée et pulpeuses dans les bronches (*Home* , *Engstroem* , *Salomon* , etc.); quel-

quefois, quoique plus rarement, elles sont pulpeuses dans le larynx, membraneuses dans la
trachée, et de nouveau pulpeuses dans les bronches (*Home*). On ne les a point encore vues
membraneuses dans les bronches et pulpeuses
dans la trachée : ce qui prouve que le foyer
de la phlegmasie est spécialement dans la trachée.

Ténacité. La ténacité de ces concrétions varie assez. Elle est quelquefois telle qu'on a de
la peine à les rompre et même à les couper,
selon *Ghisi*, *Salomon*, *Bard*, *Bayley* (1),
Michaëlis. Plusieurs médecins les ont vues con-
server cette ténacité, même après avoir été ma-
cérées pendant plusieurs jours dans l'eau tiède ou
le vinaigre, etc. Dans d'autres cas, elles se dé-
chirent très-facilement. Cette ténacité se trouve
assez souvent dans toute l'étendue de la concrétion ; mais le plus ordinairement elle est
moindre dans les bronches. Presque tous les
auteurs en donnent des exemples.

Assez communément on trouve une matière
visqueuse entre les concrétions et la membrane
du conduit aérien. Néanmoins elle manque
quelquefois entièrement, selon *Home* et *Salo-*

---

(1) *Cases of the* Angina trachealis *with the mode of
cure ; in letters to will*. Hunter.

mon. Elle s'observe plus souvent, comme je l'ai déjà dit, à la surface interne des concrétions. C'est elle aussi que l'on voit ordinairement dans les bronches. *Rechou* l'a rencontrée en si grande quantité, qu'en soufflant de l'air avec une certaine force par l'extrémité supérieure de la trachée, il n'est parvenu que très-imparfaitement à le pousser jusqu'aux poumons. J'ai déjà eu occasion de l'examiner en détail.

Adhérences. Les concrétions membraniformes sont appliquées plus ou moins intimement contre la surface de la membrane muqueuse des voies aériennes, mais en général elles n'y sont point adhérentes. *Dupuytren* en trouve la cause dans la conformation et les fonctions des membranes muqueuses. On les a vues tantôt difficiles à détacher, tantôt libres, tantôt détachées entièrement, tantôt appliquées dans quelques points seulement, et, selon *Callisen,* plus adhérentes à la portion inférieure qu'à la portion supérieure. *Salomon* les a trouvées une fois appliquées au larynx et libres dans la trachée ; il a observé le contraire une autre fois. Ces modifications varient beaucoup.

Texture. Salomon et *Boeck* ont cru voir des fibres dans ces concrétions membraniformes, et *Van-Bergen* des vaisseaux. On n'y trouve ni les unes ni les autres. « Cette concrétion, dit le professeur *Chaussier*, est analogue à toutes celles qui se forment sur les autres surfaces perspirables ; elle se divise , se comminue facilement sous les doigts ; elle se déchire indistinctement dans tous les sens ; la texture lamelleuse et l'apparence fibreuse disparaissent par un examen plus attentif. Jamais on n'y trouve cette trame cellulaire , cette disposition d'aréoles et de ramuscules vasculaires , cette résistance , cette extensibilité qui caractérisent les parties organiques ».

Composition chimique. Quant à sa composition chimique , elle me paraît plus analogue à l'albumine que la matière pulpeuse et filante. Celle-ci, selon *Schwilgué*, blanchit et se coagule par la chaleur, les acides et l'alcool, et ne diffère de l'autre que par le degré de concrétion. J'ai exposé mes doutes sur cette assertion.

Nature. La nature de la concrétion membraniforme n'est pas mieux connue que celle des matières qui servent à sa formation. *Ghisi* la croit muqueuse et lymphatique ; *Crawford* , tantôt muqueuse, tantôt lymphatique ; *Home* , *Bœck* et *Desessarts* pensent qu'elle n'est composée que de mucus épaissi. Selon *Callisen* , elle est formée par le mucus catarrhal et la croûte aphtheuse ; *Michaëlis* ne la croit pas lymphatique ;

Chambon (1) la dit composée par la matière lymphatique et gélatineuse du sang, *Selle* par la membrane interne du larynx. Enfin *Chaussier* la compare aux fausses membranes que *Ruisch* formait en fouettant du sang avec des tiges de bouleau, ou mieux encore à la couenne du sang des pleurétiques. Je suis porté à croire qu'elle est analogue à celles qui se forment à la surface de la peau, soit dans les plaies des vésicatoires, soit par d'autres irritations.

Quelques expériences semblent prouver que l'art peut donner lieu à la production de ces concretions membraniformes dans d'autres circonstances que le croup. M. *Chaussier* dit : «Dans différentes expériences que nous avons faites sur plusieurs animaux vivans, nous sommes parvenus, par l'effet d'une irritation continue, à déterminer, à la surface de différentes membranes, un nouveau mode d'action qui a entièrement changé l'état des villosités de la surface sécrétoire, a produit un développement des vaisseaux très-apparens, susceptibles d'être injectés, et que nous avons vus quelquefois prolongés de plus de

______

(1) Réflexions sur la nature et le traitement d'une maladie particulière aux enfans, etc. (*Mém. de la Soc. roy. de Méd.*)

deux centimètres ; or , ces effets sont analogues à ceux qu'éprouve dans le croup la membrane muqueuse des voies aériennes. » Il rapporte ensuite l'histoire d'un cas où un jeune chimiste, exposé à une forte vapeur de l'acide muriatique oxigéné, éprouva d'abord une vive irritation des membranes du nez, des yeux, de la bouche, des voies aériennes ; ensuite l'enrouement de la voix, l'obscurcissement de la vue, la perte de l'odorat. En examinant son état, on vit qu'il s'était formé une couche membraniforme sur les yeux, le nez, etc. Quelques jours de repos, et l'usage des adoucissans mucilagineux firent cesser tous ces symptômes. Les yeux se dépouillèrent de la couche membraniforme ; le malade rendit par l'expectoration les lambeaux de celle qui s'était formée dans la trachée, et toutes les fonctions furent promptement rétablies. Ce fait serait concluant s'il était réuni à plusieurs autres semblables. J'ai eu moi-même un catarrhe causé par la vapeur de l'acide muriatique oxigéné, sans qu'il se soit formé de concrétions membraniformes. On voit de même tous les jours une foule de phlegmasies des membranes muqueuses dans lesquelles ces concrétions ne sont point produites. Il est donc quelque circonstance, quelque condition particulière, qui a donné lieu à la formation de ces concrétions, soit dans le croup, soit dans le fait observé par M. *Chaussier* (1).

État de la membrane muqueuse du conduit aérien. Presque tous les auteurs s'accordent à dire que la membrane muqueuse des voies aériennes a été trouvée tantôt plus ou moins rouge, tantôt à-peu-près dans l'état naturel. *Home* et *Ghisi* ont observé les caractères de l'inflammation; mais *Halénius, Bœck, Michaëlis, Mahon*(2), *Dureuil, Bard, Pinel* n'y ont point remarqué d'altération. *Chaussier* dit que la surface de la trachée est souvent parsemée de quelques points rougeâtres plus ou moins rapprochés, que ses vaisseaux sont plus distendus, plus apparens, et les villosités qu'ils forment plus saillantes et plus allongées que dans l'état ordinaire. *Beauchéne* a vu le pourtour du larynx enflammé.

Lorsqu'on a observé de la rougeur, elle n'était point disposée de la même manière dans le conduit aérien. Tantôt elle n'occupait que le larynx, d'autres fois seulement la trachée, dans certains cas l'un et l'autre, et quelquefois les bronches. *Home* observe que c'est la partie supérieure et postérieure de la trachée qui est le

____

(1) Pyréthol. de *Selle*, traduite par *Nauche*.
(2) Mémoires de la Société royale de médecine, 1775.

plus souvent colorée en rouge. Ces parties colorées paraissent être celles auxquelles la concrétion membraniforme a été plus fortement appliquée.

Il faut observer que les signes de l'inflammation disparaissent quelquefois après la mort,
sur-tout lorsque la maladie a été peu aiguë : la
peau en offre fréquemment des exemples (1).

Gonflement. Chaussier dit expressément
que la membrane qui tapisse le larynx et la
trachée paraît un peu tuméfiée dans le croup.
Le journal d'*Hufeland* renferme l'observation
d'une tuméfaction très-marquée de la membrane
muqueuse de la trachée. La neuvième observation de *Home* offre la trachée gonflée au
dehors, et plus œdémateuse qu'enflammée. Enfin *Michaëlis* a vu deux fois l'épiglotte gonflée.

Home, Halénius, Salomon assurent posi-
tivement n'avoir jamais observé l'ulcération de
la membrane muqueuse, et aucun auteur ne
fait mention de cette altération dans le croup.

Il en est de même de la gangrène : cette dégénération ne s'est point rencontrée dans le croup.

Etat des poumons. Les poumons présentent
souvent un engorgement muqueux, provenant
de l'amas des matières sécrétées dans le conduit

---

(1) Recueil des observations et des faits sur le Croup.

aérien et les divisions bronchiques. *Home*, *Sa-lomon* et *Dureuil* ont vu chacun une fois les organes pulmonaires un peu plus rouges qu'à l'ordinaire; mais en général on les trouve dans l'état sain, selon *Home, Engstroem, Mar-tin, Rosen, Salomon, Mahon, Chambon, Rechou*, etc. Si l'on a observé dans quelques cas les caractères d'une véritable péripneumonie, comme le disent *Ghisi, Bard* et *Michaëlis*, c'est par suite d'une complication de cette ma-ladie avec le croup.

OBSERVATIONS PARTICULIÈRES.

Quelqu'avantageuses que soient nos métho-des, les descriptions générales ont toujours le défaut de morceler la nature. Pour la peindre telle qu'elle se manifeste à nos yeux, je crois devoir tracer ici quelques observations recueil-lies avec soin. Ce sont autant de tableaux fidèles de la maladie, où chacun de ses traits se trouve placé dans ses rapports naturels; de sorte que l'ensemble présente la physionomie *sui generis* du croup.

Je rangerai les faits que je vais exposer selon qu'ils se rapporteront au croup simple ou à ses variétés.

Croup catarrhal ou simple.

PREMIÈRE OBSERVATION.

C'est dans les Alpes que le croup s'est présenté pour la première fois à mon observation.

Ayant occasion, en 1794, de donner des soins
à un enfant âgé de cinq ans, et atteint, disait-
on, d'un grand mal de gorge, je trouvai le malade dans une violente suffocation; il avait la
figure injectée, rouge, les yeux fixes, brillans, la poitrine et la tête couvertes de sueur;
la respiration était difficile, tardive, sibilante;
l'air sortait assez lentement; mais l'inspiration
était courte et rapide, et produisait un son
quelquefois semblable à celui du hoquet; la
chaleur générale était augmentée, le pouls
fréquent et mou, l'intérieur de la bouche peu
rouge et enduit de quelques mucosités. Du
reste, déglutition assez facile; ni tumeur ni rougeur à la partie externe et antérieure du cou;
ventre souple.

On raconta que l'enfant jouissait habituellement d'une bonne santé, et que la maladie avait
commencé par un rhume. La première nuit
avait été avec agitation, insomnie, et un peu
d'étouffement. Le 2e jour, toux plus fréquente,
point d'appétit, enrouement continuel. Vers

deux heures du matin, difficulté de respirer
et suffocation effrayante. Les pédiluves, les boissons pectorales, l'application des sangsues autour du cou, n'avaient point diminué l'intensité
de la maladie. L'enfant avait cependant passé
la journée du 3ᵉ peu agitée, et la suffocation
avait repris sur les 3 heures après midi. On
ajouta que le froid humide semblait être la
cause de ce mal de gorge.

Les vésicatoires à la nuque, les cataplasmes
émolliens autour du cou, les lavemens pour
tenir le ventre libre, tout fut inutile. Le malade
tomba dans un extrême abattement ; la suffocation augmenta. Dès-lors assoupissement profond, pâleur de la peau, face livide et bouffie,
immobilité des membres, pouls faible, intermittent, yeux fermés, déglutition impossible ;
enfin la mort survint dans la matinée du 4ᵉ jour,
à dater de l'invasion.

Les particularités que présentait cette angine
me firent vivement desirer l'ouverture du corps.
On trouva dans les bronches et la trachée des
matières épaisses, visqueuses, opaques, et en
outre, une sorte de membrane appliquée à
la trachée. On la sépara facilement ; elle était
peu ferme ; sa surface externe était grisâtre,
mais un peu rouge aux points d'adhérence, et
en général assez lisse, égale ; l'interne était en-

duite de flocons muqueux, plus molle et irrégulière. Enfin la membrane propre du conduit
aérien parut à-peu-près comme dans l'état naturel, si l'on excepte quelques taches rouges
qui répondaient à ses adhérences avec la concrétion membraniforme.

Le reste du corps n'offrit aucune lésion or-
ganique essentielle.

DEUXIÈME OBSERVATION.

Un enfant d'environ deux ans fut atteint d'un
rhume sans cause manifeste. Il toussait, expectorait peu, et offrait tous les symptômes du coryza. Je prescrivis une boisson adoucissante,
édulcorée avec le miel; et comme on observait
un peu d'étouffement, que je jugeai nerveux,
on ajouta un peu d'eau de fleurs d'orange. —
Nuit agitée.

Le 2e jour, voix rauque, toux par quintes,
avec expectoration de matières muqueuses, filantes; quelquefois envies de vomir par les efforts de la toux; respiration sifflante et un peu
gênée; tristesse; pâleur de la peau; défaut d'appétit; urines peu altérées; chaleur et pouls très-
voisins de l'état naturel; langue chargée d'un
enduit jaunâtre. — Boisson pectorale édulcorée; vomitif avec le sirop d'ipécacuanha vers

dix heures du matin : il fit rendre beaucoup de matières visqueuses et bilieuses.

Dans la nuit, sur les deux heures, la difficulté de respirer augmenta; étouffement, toux pénible et courte, soif intense, chaleur très-grande, sur-tout à la tête et à la poitrine, sueur et rougeur de la face, déglutition libre, pouls fébrile, un peu dur, constipation, urines troubles et légèrement colorées, point de tumeur ni de rougeur à l'extérieur du cou, mais voix très-rauque, et son croupal lors de l'inspiration de l'air. — Position la plus favorable à la respiration, pédiluves, sangsues autour du cou, respiration de la vapeur de l'eau chargée d'acide acéteux, lavement émollient, eau d'orge miellée pour boisson. — L'accès dura environ trois heures et demie.

Le 3ᵉ jour, moins d'agitation, mais figure pâle, yeux cernés, ennui, irascibilité, voix rauque; respiration peu gênée; point de soif, peu d'appétit, toux fréquente, quelquefois accompagnée de vomissemens qui faisaient rejeter beaucoup de matières visqueuses, claires; pouls faible, mou et peu fréquent; abattement. — Look blanc, avec addition de deux grains de kermès minéral.

A sept heures du soir, retour de l'accès, avec son croupal interrompu, somnolence, toux plus rare, vésicatoires aux jambes; à la fin de l'accès, lavement laxatif avec le miel mercurial, l'infusion de séné et le sel d'Epsom. Le calme renaît sur les minuit; sommeil léger, interrompu; réveil en sursaut.

Le 4ᵉ, dans la matinée, toux avec expectoration muqueuse abondante; voix toujours rauque; tristesse; abattement plus grand; bouche enduite de mucosités; pouls faible. — Vomitif avec le sirop d'ipécacuanha; lavement émollient.

Sur les trois heures après midi, nouvel accès. — Vésicatoire à la nuque, sangsues au cou, puis topique émollient, inhalation de la vapeur de l'eau chargée de vinaigre; pédiluves animés, quelques cuillerées d'une potion avec les eaux de menthe, de fleurs d'orange, le sirop de capillaire, et dix gouttes de liqueur minérale d'Hoffmann. L'accès paraît suivre sa marche malgré l'action de ces médicamens.

Sur la fin, les extrémités sont œdématiées et froides; le son croupal est faible; la figure reste pâle, livide; la déglutition est difficile; les forces sont abattues; suffocation extrême, respiration presque nulle; déglutition impossible; mort dans la nuit.

Ouverture du corps. Matières visqueuses dans le conduit aérien, et dans les ramifications bronchiques; membrane muqueuse plus rouge dans la trachée et le larynx.

TROISIÈME OBSERVATION (1).

Une fille âgée de cinq ans, sujette aux affections catarrhales, et ayant la respiration habituellement gênée, est saisie de douleur à l'épigastre; nausées. Le lendemain, violent paroxysme. Le troisième jour, la malade se lève. Le jour suivant, les symptômes gastriques reprennent plus d'intensité. L'émétique fait beaucoup vomir, et rendre deux vers. L'enfant, pour la seconde fois, paraît être mieux.

5e jour de la maladie, à six heures du soir, étouffement très-fort, avec perte de la parole: aussitôt respiration très-gênée; voix aiguë, sifflante.

6e, respiration plus difficile; voix croupale; toux petite, fréquente, étouffée; déglutition impossible. La malade porte la tête en arrière pour allonger le cou. (Boisson émétisée, liniment camphré sur la région trachéale; inspiration de l'éther sulfurique).

7e, le matin, mort.

Autopsie cadavérique. Concrétion membraniforme, s'étendant sur le cartilage épiglot-

---

(1) Médecine clinique de Pinel.

tique à deux pouces au-dessous ; sinus du larynx revêtus d'une pareille concrétion ; quatre vers dans les intestins. Le lobe gauche du poumon avait contracté une telle adhérence avec le diaphragme, qu'on ne put le séparer sans déchirer le parenchyme du poumon, dont le tissu était gorgé de mucosités.

QUATRIÈME OBSERVATION.

Une fille d'environ un an, d'une bonne santé, mais portant une légère disposition dartreuse qui se manifestait, tantôt par des efflorescences furfuracées, tantôt par une éruption accompagnée d'exudation croûteuse, fut atteinte du croup le 1er de juillet 1807.

Le jour même de l'invasion elle avait été exposée assez long-temps à un froid humide sur les bords de la Seine. Dès le soir, inquiétudes, quelques éternuemens, un peu de toux, sommeil léger, agité. — Lait de poule.

Le 2e jour, enrouement, toux fréquente, figure pâle ; mais le soir, visage coloré, étouffement, soif, et chaleur augmentée, constipation, insomnie ou somnolence, voix rauque, déglutition facile. Cet accès se dissipa vers le milieu de la nuit.

Le 3e, époque à laquelle j'ai vu l'enfant, marche ordinaire du rhume ; voix rauque,

abattement, tristesse, yeux cernés, peu d'appétit, toux avec expectoration de matières visqueuses, claires. — Vomitif qui fait rendre
beaucoup de matières visqueuses, et qui sou-
lage; vésicatoire à la nuque. Le soir, sur les 9
heures, accès de suffocation plus intense que le
précédent, son croupal, pouls fébrile et un peu
dur, insomnie, quelques mouvemens convulsifs. — Boisson pectorale, quelques cuillerées d'une potion anti-spasmodique, six sangsues autour du cou. Vers le matin, la suffocation est extrême, l'excitation diminue, les forces
se perdent, le pouls est petit et intermittent;
bouffissure du visage et des extrémités; déglutition difficile, respiration presque nulle.

Le 4ᵉ jour, le danger étant imminent, lavement avec 4 grammes (un gros) de jalap en
poudre, suspendu dans un mucilage de graine
de lin. — Dans l'espace d'un quart-d'heure, la
respiration devint plus libre, le pouls plus fort,
la déglutition facile. On fit avaler quelques cuillerées d'une potion avec le sirop de quinquina,
l'infusion d'arnica, et l'eau de fleurs d'orange.
L'amélioration se soutint; mais dans l'après-mi-
di, ventre tendu, point d'évacuation alvine. Je
prescris un second lavement avec un gramme
(20 grains) de jalap seulement. — Selle copieuse
de matières visqueuses et jaunâtres; nuit calme.

Le 5e, l'état catarrhal continue ; la voix reste un peu rauque ; mais l'appétit revient, les forces se rétablissent.

Le 7e, convalescence.

Bientôt l'état catarrhal disparaît, et la santé ne laisse rien à desirer.

Huit jours après, les plaies des vésicatoires étant sèches, l'enfant éprouve du froid ; le coryza se manifeste avec la voix rauque, les quintes de toux. Dans la nuit, accès de suffocation. — Sangsues au cou ; topique avec la thériaque, le camphre et l'opium ; vésicatoire à la nuque.

2e jour, pendant la rémission, vomitif avec le sirop d'ipécacuanha ; quelques tasses de bouillon ; infusion de fleurs de tilleul édulcorée pour boisson. — Sur les quatre heures, nouvel accès. — Lavement avec le jalap, à la dose de 2 grammes et demi (50 grains) ; il produit une selle abondante, et accélère la fin de la suffocation.

3e jour, nuit bonne, rémission complète, l'état catarrhal continue. — Quelques cuillerées de la potion anti-spasmodique ; le soir, lavement avec un gramme (20 grains) de jalap, et la décoction de graine de lin.

4e, purgatif doux ; lavement émollient le soir.

5e, les symptômes de la phlegmasie vont en diminuant.

10ᵉ, convalescence. Les plaies des vésicatoires sont entretenues pendant un mois.

CINQUIÈME OBSERVATION.

Vieusseux rapporte qu'une fille âgée de dix ans, d'un bon tempérament, avait eu depuis cinq semaines une fièvre scarlatine, et que, s'étant exposée à un air froid et humide, elle se plaignit pendant quelques jours d'un mal de gorge qui augmenta par degrés. Il n'y avait point d'inflammation dans le gosier, et la déglutition se faisait facilement. Il survint de l'oppression ; la respiration était sonore ; la malade éprouvait des paroxysmes de suffocation spasmodique. On fit une saignée, et le sang parut très-couenneux. Comme les accidens ne diminuaient pas, on appliqua un vésicatoire entre les deux épaules, et l'on donna une potion dans laquelle entraient le kermès minéral, l'oximel scillitique : point de soulagement.

Le soir du jour suivant, oppression intense ; la malade ne pouvait presque pas parler ; l'inspiration était difficile et très-bruyante, le pouls dur et fréquent Cette fille ne se plaignait plus du mal de gorge ; elle avait eu dans le jour plusieurs accès de suffocation ; cependant M. *Vieusseux* prescrivit sur-le-champ une saignée, l'application des vésicatoires aux jambes, un lave-

ment d'assa-fœtida , et une potion à prendre
par cuillerées.

Le jour suivant la malade fut saignée de nouveau ; on lui donna trois grains de fleurs de zinc,
avec six grains de nitre, toutes les deux heures.
Les accidens augmentèrent, le délire survint ;
mouvemens convulsifs ; la faiblesse augmenta ;
le soir, mort.

A l'ouverture du corps, on trouva tout le larynx et la trachée-artère, jusqu'aux extrémités
bronchiques, couverts d'une matière purulente,
épaisse et abondante ; on n'apercevait sur les
organes aucune trace d'inflammation ; la partie
inférieure du poumon était livide , et plus gor-
gée de sang qu'à l'ordinaire.

Croup inflammatoire.

SIXIÈME OBSERVATION.

Le 4 d'avril 1811, un enfant de quatre ans et
demi, fort et robuste, fut atteint du croup. Il
éprouva d'abord de la toux ; la voix devint rauque, la respiration un peu gênée , le pouls légèrement fébrile; la tristesse , les inquiétudes
dans les membres accompagnaient cet état. —
Boisson adoucissante , miellée.

Le 2ᵉ jour de la maladie, urines rouges, respiration difficile, sifflante ; toux fréquente, et

avec expectoration de matières visqueuses ; fièvre plus forte ; chaleur générale augmentée ; le malade sent au cou une gêne extraordinaire ; mais la déglutition est libre ; soif; figure tantôt rouge , tantôt pâle ; pouls plein et un peu dur. — Saignée du bras ; vésicatoire à la nuque; quelques prises d'ipécacuanha , de 5 décigr. (10 grains) chaque , administrées à des intervalles suffisans pour provoquer parfois le vomissement ; lavement émollient ; on fait respirer la vapeur de l'eau chargée de vinaigre.

On observe une légère amélioration dans la soirée : mais la nuit est très-agitée ; la suffocation augmente ; l'inspiration de l'air est par moment croupale ; la fièvre continue avec pouls moins plein , mais très-fréquent ; l'expectoration offre des matières plus épaisses et abondantes. — Sur les six heures du matin , sangsues autour du cou , vésicatoires aux jambes , lavement laxatif.

Le malade meurt à 11 heures.

A l'ouverture du corps , on ne trouva que le tube aérien enduit d'une couche épaisse et couenneuse , plus ferme en dehors qu'en dedans , et contenant des matières visqueuses , épaisses : la membrane muqueuse était légèrement phlogosée.

(57)

SEPTIÈME OBSERVATION (1).

On réclama mes secours, le 15 mars, pour
une malade âgée de quinze mois, d'une constitution sanguine, et qui demeurait à un quart de
mille de la mer. Elle avait éprouvé la veille de
l'abattement et de la chaleur, et le matin la
respiration était difficile, le pouls fort, donnant
cent trente-cinq pulsations par minute. On lui
fit sur-le-champ une saignée de cinq onces ;
bientôt la voix devint aiguë et striduleuse, semblable à celle d'un coq, ce qui constitue le véritable diagnostic de la maladie ; la respiration
prompte et élevée. Il survint une chaleur extraordinaire au front et à la paume des mains,
un gonflement œdémateux aux pieds et aux
mains. Comme le pouls continuait d'être fort,
on fit encore tirer cinq onces de sang, ce qui
soulagea beaucoup la malade ; elle se trouva
aussi mieux à la suite de fumigations d'eau et
de vinaigre qui la firent expectorer. On avait
soin d'entretenir constamment la liberté du
ventre par le moyen de la magnésie blanche,
et on appliqua la nuit un vésicatoire à la nuque.
Le troisième jour de la maladie, il y avait du
mieux, quoique la voix continuât d'être aiguë,

____

(1) *An Inquiry into the Croup*, etc. Home, 1re obs.

la respiration élevée et le pouls fort. On mit le soir quatre sangsues à la gorge, et on entretint pendant quatre heures l'écoulement du sang au moyen de fomentations d'"eau chaude. Le lendemain matin, tous les symptômes avaient disparu.

Les saignées répétées, et particulièrement celle faite par les sangsues, produisirent les plus heureux effets dans cette maladie. Je n'oserais assurer avec la même certitude que le vésicatoire ait été utile.

HUITIÈME OBSERVATION (1).

On réclama mes secours le 29 septembre 1760 pour un enfant de sept ans, malade depuis quelques jours. Il demeurait au pont de Leith ; il avait eu la coqueluche l'hiver précédent et n'était guéri de la rougeole que depuis quinze jours. Il avait été purgé plusieurs fois, et, à l'exception d'une toux légère, il se trouvait assez bien, lorsqu'il fut saisi, le 25 septembre, de fièvre avec chaleur, soif, voix aiguë et croupale. Quand je le vis, le pouls était fréquent sans être très-dur, la déglutition aisée ; il se plaignait d'une douleur à la trachée lorsque je la pressais avec le doigt ou quand il parlait. Il y avait eu gon-

---

1) *An Inquiry into the Croup,* etc. Home, 4e obs.

flement à la face; il toussait beaucoup. La respiration était élevée sans être très-fréquente. Il expectorait de temps en temps et avait fréquemment à la bouche une salive écumeuse. L'urine déposait un sédiment blanc ; il conserva constamment l'usage des sens et de la raison. On le saigna sur-le-champ ; on lui appliqua de plus un vésicatoire autour du cou et des sangsues à la gorge qui tirèrent du sang pendant toute la nuit. Le lendemain, pouls plus faible et donnant cent soixante-quinze pulsations par minute ; respiration plus prompte, très-variable. Le malade conservait encore l'usage de ses sens. Il mourut pendant la nuit.

L'ouverture du cadavre n'offrit nulle apparence d'inflammation à l'arrière-bouche ; mais, à ma grande surprise, toute la partie supérieure de la trachée-artère était couverte intérieurement d'une fausse membrane blanche, lisse et épaisse, libre et flottante dans sa plus grande étendue, adhérente dans quelques endroits ; mais si légèrement qu'on pouvait aisément l'enlever ; matière purulente logée derrière cette membrane et dans ses environs ; parties subjacentes rouges, sans annoncer un grand degré d'inflammation. La partie inférieure de la trachée nous offrit le même aspect ; mais la fausse membrane nous parut plus lisse, plus épaisse, et semblait se rapprocher davantage d'une matière purulente. Cette matière remplissait les bronches et tout le canal aérien, et il nous fut facile d'en recueillir une très-grande quantité. La substance du poumon était saine et dans un état naturel.

Ces phénomènes me parurent alors si surprenans et si extraordinaires, que je les regardai comme accidentels, et non comme des effets naturels de la maladie ; mais je fus bientôt tiré de mon erreur.

Croup nerveux.

NEUVIÈME OBSERVATION.

En 1800, je fus appelé pour donner des soins à un enfant âgé d'environ dix-huit mois, et atteint depuis trois jours d'une angine que l'on traitait pour une affection convulsive, simulant, disait-on, la coqueluche. C'était au moment de l'accès. Le son croupal, la difficulté de respirer, la suffocation, la déglutition facile, le pouls fréquent et dur, la tête renversée, etc. me prouvèrent d'abord qu'il s'agissait du croup, et les renseignemens qu'on me donna sur la marche de la maladie jusqu'alors vinrent à l'appui de mon opinion. En effet, l'enfant avait commencé par présenter les symptômes d'un rhume ordinaire ; la toux revenait par quintes et avec expectoration de matières visqueuses, glaireuses; elle s'accompagnait parfois de vomissement. Il était survenu ensuite des accès de suffocation avec augmentation de chaleur, fréquence du pouls, respiration sonore, tête renversée, accablement, figure rouge, puis pâle. Ces accès laissaient entr'eux des rémissions plus ou moins marquées et dans lesquelles les quintes de toux paraissaient plus fréquentes. En général, il en arrivait une chaque jour.

L'accès dans lequel je trouvai le malade dura près de quatre heures, et se termina en laissant de la suffocation, de la pâleur, le visage plombé, de la tristesse, quelques quintes de toux avec expuition muqueuse. — Vomitif avec le sirop d'ipécacuanha qui fit rejeter beaucoup de matières visqueuses épaisses ; le malade en éprouva un peu de soulagement; quelques cuillerées d'une potion avec le sirop de quinquina, l'infusion de feuilles d'oranger et l'eau de mélisse ; vésicatoire à la nuque. On renouvela les pédiluves animés avec une poignée de muriate de soude.

Le 4e jour, nuit assez calme; mais sommeil léger. Sur les six heures du matin, retour de l'accès semblable à celui de la veille. — Lavement avec quinze grains de diagrède et vingt-cinq grains de jalap dans une forte décoction de graines de lin. L'évacuation fut abondante, et l'état du malade amélioré. La suffocation diminua, les autres symptômes offrirent moins d'intensité. Dès que le mieux fut prononcé, on pansa la plaie du vésicatoire; on continua l'usage de la potion anti-spasmodique. Trois heures après l'effet du premier lavement, on en fit prendre un second avec le jalap seulement suspendu dans le mucilage de graines de lin. L'accès se termina plustôt qu'à l'ordinaire, et la rémission qui lui succéda fut plus complète. — Deux bouillons. Nuit calme.

Le 5e jour, selle abondante, de matières glaireuses et jaunâtres. Le ventre était un peu tendu et douloureux; pour diminuer cette irritation, lavement émollient. Il ne restait que les symptômes d'un rhume ordinaire. On tint le malade dans une chaleur douce; on fit des frictions sèches sur la peau; on continua l'usage de la potion. — L'appétit se prononça, l'accès ne revint plus.

Le 7e jour, toutes les fonctions rentrèrent dans l'ordre. Convalescence.

DIXIÈME OBSERVATION.

Le 8 du mois de janvier 1808, un enfant de 13 mois, d'une constitution délicate, fut saisi de froid, et par suite, d'un croup que l'on prit pour l'asthme convulsif décrit par *Millar*. Voix rauque, toux par quintes, expectoration de matières visqueuses, dyspnée ; quelques mouvemens convulsifs qui reviennent par accès en même temps que la suffocation. Pendant cette dernière, tête portée en arrière, voix aiguë, respiration sifflante; pouls petit, serré, très-fréquent ; soif, chaleur augmentée, extrémités froides durant les accès ; ceux-ci revenaient ordinairement le soir ou dans la nuit; la déglutition était facile. — Vésicatoire au bras; anti-spasmodiques, tels que l'assa-fœtida, l'éther sulfurique, les eaux de menthe, de fleurs d'orange, le camphre. On provoquait l'expulsion des matières filantes avec le sirop d'ipécacuanha ; boisson adoucissante; bouillon de 4 en 4 heures. L'intensité des symptômes fut diminuée plusieurs fois dans le cours de la maladie; mais celle-ci ne tendit pas moins vers une terminaison funeste qui eut lieu, le 8e jour, par une longue suffocation.

L'ouverture du corps montra dans le tube aérien des matières visqueuses, et des concrétions imparfaitement formées : la membrane muqueuse n'offrait point d'altération sensible,

Croup consécutif ou symptomatique.

ONZIÈME OBSERVATION.

Une petite fille d'environ trois ans, d'une bonne constitution , fut prise d'une fièvre rouge le 12 de juillet 1811. Cet exanthème suivit son cours ordinaire à la faveur du régime et d'une boisson adoucissante ; mais le 8e jour, le mal de gorge était beaucoup augmenté ; la fièvre était ardente ; la respiration courte, sifflante et pénible ; la voix aigre, la tête souvent renversée, avec chaleur brûlante, figure pâle, yeux cernés et fixes , cécité momentanée ; déglutition facile, soif très-grande, toux fréquente ; il sortait par la bouche et par le nez des matières claires et filantes. Dans cet état, où je la voyais pour la première fois, je fis appliquer un vésicatoire à la nuque ; on donna quelques cuillerées d'une potion anti-spasmodique ; la boisson était aiguisée avec l'oximel scillitique.

Le 9e jour, point d'amélioration ; boisson émétisée qui fit rejeter beaucoup de ces viscosités, et un lambeau de concrétions membraniformes. L'enfant fut soulagé ; la respiration devint plus libre ; les matières ont continué de couler toujours épaisses, mais plus facilement ; il y a eu deux selles copieuses. — Mêmes remèdes que la veille.

Le 10ᵉ et le 11ᵉ, la fièvre redoublait un peu dans la soirée, mais elle diminuait graduelle-ment. — Mêmes remèdes.

Le 12ᵉ et le 13ᵉ, l'état de l'enfant s'améliore d'une manière sensible; le sommeil et l'appétit reparaissent; les fonctions organiques se réta-blissent. — Laxatif doux.

Le 15ᵉ, convalescence.

Il faut remarquer que d'autres enfans du quartier ont eu à cette époque la même fièvre éruptive, mais sans complication du croup.

DOUZIÈME OBSERVATION (1).

Un enfant de trois ans, bien constitué, avait des boutons sur diverses parties du corps, à la face principalement; la peau était couverte de rougeurs; néanmoins il ne se plaignait pas, et paraissait se bien porter. Trois jours après, les boutons disparurent, les rougeurs se soutinrent; il se manifesta quelques symptômes gastriques. Le 9ᵉ jour, les rougeurs se dissipèrent; mais le malade fut triste, morose, paresseux, sans ap-pétit. Dès le lendemain matin,

1ᵉʳ jour de la maladie, gêne extrême de la respiration, oppression, bouche béante, tête relevée, cou allongé, toux rauque, voix crou-

____

(1) Médecine clinique de Pinel.

pale, pouls faible; le malade porte souvent la main au cou. — Un grain de tartrite de potasse antimonié dans quatre onces d'eau.

2e. Perte totale de la voix; toux petite, fréquente, sifflante; on aperçoit une concrétion membraniforme qui revêt l'arrière-bouche. — Nouvel émétique sans effet; trois fois on excite le vomissement, en irritant le voile du palais avec les barbes d'une plume; inspiration de l'éther sulfurique; liniment camphré sur la région trachéenne du cou. — A midi, somnolence profonde, continuelle; le soir, les yeux deviennent fixes; dans la nuit, la toux et l'oppression semblent se modérer.

3e. Mort.

Autopsie cadavérique. Membrane muqueuse du voile du palais, du pharynx, phlogosée, ainsi que celle de la trachée et des bronches; celle-ci recouverte d'une multitude de petites concrétions membraniformes, isolées, grisâtres, et peu adhérentes à la membrane.

En parcourant ces observations et en les rapprochant, on s'aperçoit bientôt que le croup varie beaucoup dans ses symptômes. Il est des cas où on les trouve en grand nombre; dans d'autres, quelques-uns seulement signalent la maladie; et *Pinel* nous rapporte un fait dans lequel la phlegmasie n'a point été accompagnée de son croupal, d'accès de suffocation · à la vérité, il s'agissait d'un croup consécutif de la petite-vérole.

Une foule de circonstances accessoires peuvent modifier la marche de cette maladie ; mais elle conserve toujours assez de signes caractéristiques, pour qu'un praticien exercé ne s'y trompe jamais, s'il s'attache à l'examen de la partie essentiellement affectée, et s'il sait se rendre compte des phénomènes qu'il observe.

Les deux modifications les plus remarquables que présente le croup sont, 1°. la prédominence de l'état inflammatoire qui rend le croup plus aigu, continu, sans néanmoins le réduire à une inflammation exquise ; 2°. la prédominence de l'état spasmodique qui ajoute à l'intensité de l'accès.

Il se présente ici une question qui fait partie de la description générale : c'est de déterminer quelle est la mortalité relative du croup.

Pour en donner une solution satisfaisante, il faudrait avoir un certain nombre d'observations bien faites (chose très-rare). Alors, par un rapprochement heureux, nous pourrions établir les rapports de la mortalité de cette maladie avec certains lieux, certaines saisons, les âges, les sexes, etc. Mais les auteurs sont en défaut à cet égard. *Ghisi* et *Van-Bergen* ne disent point quelle a été la mortalité relative des épidémies qu'ils ont observées. Sur douze observations de *Home*, neuf offrent une terminaison funeste. *Wahlbom* a perdu un malade sur trois; *Salomon* et *Bæck* n'en ont sauvé que deux sur quatre; *Zobel* n'en a guéri que quatre sur quarante ou cinquante. *Michaëlis* assure que la mortalité est de moitié à New-Yorck.

M. *Vieusseux* compte onze morts sur vingt-deux malades. *Bernard* en a perdu un sur quatre; *Rechou* en a perdu sept sur neuf.

Je le répète avec l'auteur du Recueil des Faits, etc., la plupart des médecins qui ont écrit sur le croup n'ont point exposé le nombre proportionnel des morts et des guérisons avec assez de soin pour qu'il nous soit possible de résoudre la question ci-dessus.

Je viens de tracer le tableau des caractères généraux du croup. J'examinerai maintenant quelle est la nature de la maladie. Elle me mettra plus à même d'en déterminer les caractères spécifiques.

Quelle est la nature des altérations qui constituent le croup ?

Jusqu'à ces derniers temps, les auteurs n'ont

fait que de vains efforts pour s'élever à la connaissance des altérations morbides qui constituent le croup. Les uns l'ont confondu avec le catarrhe suffocant, d'autres avec l'asthme aigu décrit par *Millar*, ou avec l'angine trachéale inflammatoire, etc.; et ceux-là même qui, tels que *Home, Crawfort, Michaëlis*, l'ont observé avec assez de soin pour le distinguer de tout ce qui n'est pas lui, ne sont point parvenus à se faire une idée exacte de sa nature propre.

Home dit que cette maladie n'est autre chose qu'une fausse membrane; mais l'explication qu'il donne de ses phénomènes n'est pas toujours satisfaisante, et il ne tient aucun compte de l'altération qu'éprouve la membrane du conduit aérien, ni du resserrement qui revient par accès.

Cheyne considère le croup d'abord comme inflammatoire, et abandonne ensuite cette opinion pour n'y voir qu'un état spasmodique. L'opinion de *Michaëlis* ne paraît guère mieux fondée : il pense que les symptômes de cette angine dépendent en partie de l'état inflammatoire et en partie de l'état spasmodique. Cependant, au lieu de préciser le caractère de l'inflammation, et jusqu'à quel point le spasme peut se concilier avec elle ou en être la suite, il établit que la lymphe pèche par une tendance la coagulation, et la regarde comme la cause matérielle de la maladie. Le vice de ce raisonnement est trop bien démontré aujourd'hui pour exiger une réfutation. Le même vague règne dans les opinions des auteurs qui ont écrit sur cette matière, depuis *Michaëlis* jusqu'au dixneuvième siècle.

A cette dernière époque, *Chaussier*, *Pinel* et *Schwilgué* se livrèrent à de nouvelles recherches; et ce sont eux qui ont fait disparaître en grande partie l'obscurité qui nous cachait la nature propre de cette cruelle maladie. Il est vrai que les circonstances n'avaient jamais été jusqu'alors aussi favorables à cette précieuse découverte. L'anatomie venait de porter le plus grand jour sur le système lymphatique et les appareils d'organes dont il se compose; la physiologie, profitant de ces acquisitions, s'était élevée à une connaissance plus étendue des fonctions de ce système; et l'une et l'autre provoquaient en quelque sorte les progrès de la pathologie. L'immortel *Bichat* nous avait dévoilé la structure et les fonctions particulières des membranes muqueuses. *Pinel*, qui les avait également approfondies, déterminait les rapports qu'elles ont avec les maladies qui leur sont propres. Enfin l'état actuel de la médecine semblait annoncer comme prochain le moment heureux où le croup serait tout à la fois mieux caractérisé et soumis à un traitement plus effi-cace. L'ordre des phlegmasies si bien caractérisé dans la Nosographie philosophique, n'a plus laissé de doute sur celle que présentait notre espèce d'angine.

Cependant la phlegmasie de la membrane muqueuse du tube aérien ne saurait seule cons-tituer le croup, puisqu'on la rencontre sans lui dans le catarrhe simple de cette même par-tie. Il offre en outre une série de phéno-mènes qui n'ont été vus qu'imparfaitement, et dont on n'a point encore donné une idée assez exacte : de sorte qu'on ne peut prendre qu'une connaissance incomplète de cette maladie dans les écrits publiés jusqu'à ce moment.

Essayons de lever ce dernier coin du voile, et de présenter le croup dans tout son jour.

J'ai déjà eu occasion de faire remarquer, dans cette angine, deux modifications impor-tantes, qui sont la phlegmasie locale et l'ac-cès de suffocation. Cette distinction paraît d'au-tant plus essentielle, qu'elle se rapporte en quelque manière aux deux élémens de la ma-ladie. 1°. L'état catarrhal ou de phlegmasie s'annonce ordinairement par les signes qui ap-partiennent aux maladies de ce genre. C'est par lui que le croup débute le plus communément.

Il se soutient durant les rémissions ainsi qu'après les accès de suffocation , lorsque la terminaison est heureuse. Si donc on l'isole par abstraction de l'accès proprement dit, on y trouve les symptômes, la marche et la solution d'une phlegmasie des membranes muqueuses.

En effet , son invasion succède immédiatement à l'action trop forte du froid humide sur le corps, cause commune au croup et aux autres phlegmasies des membranes muqueuses.

Dès le principe, symptômes d'un léger rhume, tels que la toux sèche ou bien avec expectoration de matières visqueuses , claires, l'éternuement, l'enrouement, ou un sentiment de pesanteur dans la tête , la poitrine et les membres , quelques frissonnemens, la diminution de la perspiration , les urines claires, le sommeil léger ou l'assoupissement, la douleur obtuse de la partie affectée.

A mesure que la maladie fait des progrès, sécrétion plus abondante de matières visqueuses qui deviennent plus épaisses , un peu opaques, d'un blanc sale ou jaunâtre; voix rauque; soif; toux plus fréquente , quelquefois accompagnée de vomissement et d'expectoration qui font rejeter des concrétions membraniformes; fièvre en général peu marquée ; urines colorées, troubles.

La terminaison est annoncée, quand elle est favorable, par la diminution graduée des symptômes, l'évacuation abondante d'urines, avec un sédiment de matières liées, blanchâtres, ou une sueur copieuse et générale ; les matières de l'expectoration sont opaques, moins visqueuses, et se détachent facilement.

Il faut remarquer que le croup n'offre pas constamment une exacerbation ou paroxysme le soir, comme les autres affections catarrhales. L'ordre est ici dérangé par les accès de suffocation. Dès que ces accès se manifestent, les phénomènes consécutifs de la dyspnée rendent l'exacerbation beaucoup plus intense qu'elle ne l'aurait été d'elle - même ; il résulte de là que la rémission qui leur succède est aussi plus longue ou plus courte, mais toujours irrégulière, selon que le degré d'irritation que conserve la trachée est susceptible de provoquer le retour de l'exacerbation. La disposition de l'individu, les rapports de celui-ci avec les objets qui l'environnent, la manière dont le traitement est dirigé peuvent aussi contribuer à l'irrégularité des accès. Enfin il paraît démontré que l'action de ces causes diverses l'emporte sur l'influence de la nuit, qui seule déterminerait le retour périodique des exacerbations dans ces circonstances.

Au reste, il serait difficile de trouver une réunion plus complète des signes propres à caractériser une phlegmasie des membranes muqueuses. On se convaincra sans peine que le croup présente une affection de cette nature, si on considère que la maladie a son siége dans la membrane muqueuse du tube aérien ; que cette membrane a été assimilée à toutes celles qui portent le même nom ; que l'examen anatomique montre ordinairement une lésion plus ou moins marquée de cette membrane et non de celles qui l'avoisinent. J'ai déjà dit qu'on l'avait trouvée quelquefois sans altération bien manifeste. Il faut l'attribuer vraisemblablement à ce qu'elle était très-peu phlogosée pendant la maladie, et que les traces de cette altération avaient disparu lorsqu'on a procédé à l'ouverture du corps. Je l'ai vue quelquefois avec de la rougeur, ses vaisseaux injectés, ses villosités prolongées, et en un mot absolument semblable à toutes les autres membranes de la même espèce qui ont été phlogosées.

L'observation, l'analogie et le raisonnement le plus simple suffisent donc pour démontrer dans le croup l'altération spéciale de la membrane muqueuse de la trachée.

Passons à l'accès de suffocation.

J'ai dit que la phlegmasie du croup s'accompagnait toujours d'un resserrement du tube aérien, avec dyspnée ou suffocation dangereuse, et que ce resserrement revenait par accès à des distances irrégulières.

On a vu ces accès se manifester dès le commencement de la maladie, d'autres fois plusieurs jours après l'invasion, laisser des intervalles plus ou moins longs et présenter en général d'autant plus d'intensité que la maladie faisait plus de progrès. Ils sont ordinairement déterminés par l'irritation de la partie affectée, mais ils peuvent l'être aussi par tout ce qui est dans le cas d'augmenter l'irritation locale.

Ces accès de suffocation constituent ce que l'on pourrait appeler le *second élément* du croup. Sans eux, il se réduirait presque à un catarrhe simple; et ils exigent d'autant plus d'attention, que tout le danger où se trouve le malade depend de leur intensité.

Dès que la phlegmasie est déclarée, et que l'irritation de la membrane est assez forte pour produire le resserrement des voies aériennes, le malade éprouve au cou une sensation désagréable qui va quelquefois jusqu'à la douleur; la dyspnée se prononce; l'air entre difficilement dans la poitrine, ce qui rend la respiration sifflante, le son de voix aigu, semblable au piaulement des poulets. La circulation du sang n'étant pas libre dans le thorax, ce fluide surcharge les vaisseaux de la tête; la figure devient injectée, le teint haut en couleur; les yeux sont rouges, brillans; la chaleur est élevée, sur-tout à la tête et dans la poitrine; le pouls fréquent, mou, rarement dur, tant que l'excitation du système sanguin n'est que locale et légère. La suffocation accompagne la difficulté de respirer, cause parfois des convulsions, l'abattement; les urines sont ordinairement claires, à moins que l'excitation générale, la fièvre ou l'embarras gastrique ne les rendent colorées, épaisses.

Quand la constriction locale est portée à un haut degré, la suffocation est très-grande et le péril imminent. La mort peut aussi avoir lieu subitement, si le passage de l'air est intercepté par la présence des matières visqueuses, épaisses ou concrètes; mais, à l'exception de cette circonstance, elle n'arrive guère que lorsqu'à la fin des accès la suffocation continue, tandis que l'excitation générale cesse peu à peu par l'effet de la distribution vicieuse des forces: et alors le visage est pâle, livide, bouffi; les extrémités sont œdematiées par une suite nécessaire de la difficulté que la circulation éprouve. En même temps les yeux et la bouche se ferment; la respiration devient inégale, faible; la tête n'est plus renversée ; la déglutition est presqu'impossible ; le pouls petit, faible, intermittent ; le malade perd connaissance ; les forces musculaires s'anéantissent ; enfin l'asphyxie est complète, et se termine bientôt par la mort.

Si, au contraire, l'accès se termine par une rémission, les symptômes diminuent graduellement et avec assez de rapidité ; il ne reste que ceux de la phlegmasie, à l'exception d'un peu d'étouffement, de sifflement dans la respiration, de la voix rauque, ce qui annonce que la constriction du tube aérien n'est pas encore dissipée.

Cet accès ne peut être pris pour une simple exacerbation : elle ne serait point en rapport avec l'intensité de la phlegmasie. D'ailleurs les exacerbations qui accompagnent ordinairement les affections catarrhales, ne sont ni aussi irrégulières, ni aussi communément mortelles que l'accès qui survient dans le croup.

Pour produire l'accès de suffocation, ou contribuer à sa formation, il est probable que l'irritation locale doit être plus grande que dans le catarrhe bénin, sans s'élever autant que dans l'angine inflammatoire proprement dite. Ainsi lors de rhume simple, on n'observe qu'une expuition de matières muqueuses sécrétées en plus grande abondance

que dans l'état de santé ; il y a de légères exacerbations le soir ou pendant la nuit ; tandis
que, dans l'angine inflammatoire, l'affection est
très-violente, sans rémission, et avec expectoration purulente.

La nécessité de ce degré d'inflammation paraît
encore prouvée par les faits que j'ai rapportés
ci-dessus : le premier, dans lequel le gaz acide
muriatique oxigéné a causé une phlegmasie
avec concrétion membraniforme, et l'autre,
où le même gaz n'a produit qu'un rhume
ordinaire. Enfin, d'après les expériences de
MM. *Chaussier*, *Portal*, etc., il paraît que
l'on produit chez des animaux une phlegmasie
avec formation de ces concrétions, en irritant
fortement, par un moyen quelconque, la membrane muqueuse de la trachée ou du larynx.

Michaëlis et *Cullen* ont pensé que le resserrement du tube aérien était convulsif. Mais
cette opinion ne me paraît pas fondée, car
les anti-spasmodiques directs, tels que l'assa-
fœtida, l'opium, l'éther, le camphre n'ont presque aucune action sur lui. Si les dérivatifs et les
révulsifs sont si efficaces dans cette maladie,
c'est en la déplaçant. On sait que les angines gut-
turales muqueuses, les ophthalmies catarrhales
et autres phlegmasies semblables sont parfois
guéries de cette manière, soit par les seuls

mouvemens de la nature, soit par les opérations de l'art.

La phlegmasie de la membrane muqueuse de la trachée-artère, portée à un certain degré, est donc bien évidemment la principale cause des accès de suffocation qui caractérisent le croup.

On a voulu attribuer uniquement cette suffocation à l'épaississement des matières muqueuses sécrétées dans le conduit aérien, et aux concrétions membraniformes qui y sont produites. C'est trop généraliser le principe. Il est vraisemblable que cet engorgement a lieu quelquefois. On peut le présumer lorsque, dans une quinte de toux, l'enfant faisant des efforts pour expectorer, est tout-à-coup suffoqué, et qu'il meurt subitement ; ou bien quand les matières n'ont pas été évacuées. Dans le premier cas, il paraît que la concrétion membraniforme est retenue dans le larynx ou vers la glotte, et qu'elle obstrue le passage de l'air. Dans le second , ce sont sans doute des matières épaissies qui stagnent en trop grande quantité dans le conduit, et alors la suffocation doit s'établir par une gradation plus lente ; mais, quoique très-probables, ces deux causes de suffocation ne paraissent pas avoir été suffisamment constatées par l'anatomie pathologique, et sont plus rares qu'on ne le croit communément.

J'ai au contraire de fortes raisons pour penser que la présence des matières visqueuses dans le tube aérien n'a pas dû produire la suffocation dans la plupart des croups mortels; car il est rare qu'elles ne soient rejetées par les seuls efforts de la nature pendant les quintes de toux et les vomissemens. Quant aux concrétions membraniformes, on les trouve presque toujours trop minces pour avoir empêché l'air de passer dans la poitrine. Dira-t-on qu'elles sont repliées, entassées? Je n'en contesterai point la possibilité; mais encore une fois, l'ouverture du corps n'a pas encore assez éclairé sur ce point.

Enfin, si l'on observe que la suffocation a lieu dans bien des cas, sans qu'on puisse en accuser ni les concrétions membraniformes, ni la quantité des matières visqueuses, puisqu'elle était précédée d'une expectoration abondante, ou qu'à l'examen anatomique on n'a trouvé ni assez de ces matières, ni des concrétions assez épaisses pour avoir pu s'opposer au libre cours de l'air dans la trachée; si l'on fait attention que notre thérapeutique repose principalement sur l'usage des révulsifs puissans, remèdes qui ne réussissent point quand la suffocation est le résultat de l'engorgement du tube aérien; si l'expérience prouve que la suffocation par la présence des matières visqueuses ou concrètes

est bien plus rare qu'on ne le croit vulgairement, il sera démontré, je pense, que cette
cause n'est qu'accidentelle, et qu'elle n'explique
point l'accès du croup.

Quelques auteurs ont encore imaginé que
le son aigu de la voix était produit par l'amas
de matières visqueuses dans la trachée; mais
Crawfort dit très-bien qu'il est à peine probable que le sifflement de la voix soit dû à la
formation de la membrane. Je suis également
persuadé qu'elle n'y contribue presque jamais : elle produirait plutôt une espèce de
râlement ou l'aphonie. Au reste, l'altération de
la voix pendant l'accès de suffocation, tenant à
cette cause, devrait être plus variable ; et d'ailleurs on ne l'observerait ni lorsque les matières
concrètes ont été expulsées par l'expectoration
ou le vomissement, ni quand il s'en forme
peu. Or, l'ouverture des corps prouve le contraire.

Tel est le croup, considéré dans son état le
plus simple.

Cependant, sans perdre son caractère spécifique, cette angine se trouve parfois combinée
avec l'excitation inflammatoire, ou avec l'état
nerveux convulsif de tout le système : ce qui en
fait deux variétés essentielles.

Dans la première, les symptômes de l'affection locale sont plus prononcés, quoiqu'il n'y ait jamais une inflammation exquise ou purulente. La maladie débute ordinairement par l'accès, et continue avec peu ou point de rémission. Le resserrement du conduit aérien va en augmentant jusqu'à la terminaison; la respiration est plus laborieuse, la toux plus généralement sèche, l'expectoration plus difficile et moins abondante, et les matières sont plus tôt formées, épaissies et concrètes. En même temps le pouls est plein et fort; la chaleur générale est augmentée; il survient quelquefois une légère hémorrhagie. Moins cette excitation est forte, plus aussi les rémissions sont marquées, selon *Home*, *Ghisi*, *Wahlbom*, etc.

L'état nerveux se rencontre avec le croup plus rarement que l'excitation inflammatoire. Il se manifeste par des mouvemens convulsifs de diverses parties du corps, augmente le resserrement de la glotte, et rend les accès plus violens et plus irréguliers. Le pouls devient serré, petit, fréquent; les extrémités sont souvent froides, tandis que l'intérieur est brûlant; enfin la maladie en est plus dangereuse et se termine en général plus promptement. Mais on y distingue toujours les traces de l'affection catarrhale.

L'état catarrhal de tout le corps semblerait, au premier coup d'œil, former une autre mo-

dification du croup; mais il n'est qu'une exten-
sion de l'affection principale. On ne doit donc
pas en faire une maladie différente, d'autant
qu'elle n'exige aucun changement notable dans
le traitement.

En me conduisant aux principes constituans
du croup, l'analyse m'a fourni une explication
claire et facile des phénomènes par lesquels il
se manifeste. J'ai reconnu, avec *Chaussier*, *Pinel* et *Schwilgué*, la phlegmasie de la membrane
muqueuse des voies aériennes, et particulièrement de la trachée-artère, comme l'altération
morbide qui fait la base de cette maladie. J'ai ensuite envisagé l'accès de suffocation sous ses divers rapports, et il m'a paru consister en un
resserrement légèrement spasmodique du tube
aérien, déterminé par la phlegmasie et modifié
par elle. Enfin j'ai observé, d'après des faits re-
cueillis depuis peu, que l'excitation inflammatoire et l'état nerveux de tout le système, accompagnaient parfois le croup, se combinaient
avec lui, et constituaient autant de variétés essentielles de cette angine.

Je puis maintenant considérer ces symptômes
dans leur ensemble, et en déduire les caractères
spécifiques de la maladie. Mais examinons d'abord
quelles sont les affinités et les dissemblances qu'on
remarque entre le croup et les maladies qui ont

le plus d'analogie avec lui : de là naîtront, comme une conséquence naturelle, sa physionomie propre et les traits auxquels on doit la reconnaître.

Quelles sont les affinités du croup avec d'autres maladies ?

L'étude des rapports que le croup peut avoir avec certaines maladies semblables, a pour objet, 1°. de confirmer, par l'analogie, l'idée que l'on doit se faire des altérations qui le constituent; 2°. de préciser d'une manière rigoureuse ses caractères différentiels ; 3°. et en un mot, de déterminer s'il forme une maladie *sui generis*. Quelques auteurs ont traité avec succès plusieurs points de cette question ; mais cet examen comparatif n'était pas complet. Ils ne se sont guère attachés qu'à reconnaître les maladies qui ne sont pas le croup.

Cette affection a été distinguée de l'asthme suffocant par *Home*, de l'angine gutturale, de la péripneumonie et de la pleurésie, par *Crawford ;* de l'angine gangréneuse, de l'asthme aigu des enfans, de la coqueluche, de l'angine séreuse, de l'angine nerveuse, de l'angine de poitrine, de la présence des corps étrangers et des polypes dans le conduit aérien, par *Michaëlis ;* du catarrhe pulmonaire et de l'angine trachéale inflammatoire, par *Schwilgué*, etc.; cependant,

comme la péripneumonie, la pleurésie et l'asthme suffocant d'*Etmuller* en sont trop éloignés
pour qu'il soit nécessaire de tracer ici les limites
qui les séparent, nous ne nous occuperons que
de l'angine gutturale, de l'angine séreuse, de
l'angine trachéale inflammatoire, de l'angine gangréneuse, du catarrhe pulmonaire, de l'asthme
aigu des enfans, de la coqueluche, des corps
étrangers et des polypes dans les voies aériennes.
Ce sont les maladies qui ont le plus d'affinités
avec le croup, et dont il importe le plus de le
distinguer.

Angine gutturale. L'angine gutturale a la
plus grande affinité avec le croup : symptômes
du coryza, difficulté de respirer, toux fréquente,
expectoration de matières muqueuses, d'abord
claires, filantes, puis opaques ; enduit muqueux
de l'arrière-bouche ; urines d'abord claires, puis
avec un sédiment muqueux; quelquefois terminaison par une sueur abondante et salutaire :
tout y signale une phlegmasie de la membrane
muqueuse, comme dans ce dernier.

Mais elle en diffère par le siége de la partie affectée, ainsi que par l'absence des accès de suffocation. On y remarque le gonflement de la
gorge latéralement et en dehors, la déglutition
difficile et douloureuse, la durée ordinaire de
ces sortes de phlegmasies, et non la voix sifflante,

ni la difficulté de respirer très-grande, ni l'expectoration de concrétions membraniformes, ni le danger imminent du croup.

Angine séreuse. L'angine séreuse a moins d'affinité avec le croup que la précédente ; la voix y est naturelle, la déglutition difficile, la dyspnée légère, le pouls grand et faible ; sa marche est continue, son caractère aigu moins marqué.

Catarrhe pulmonaire. Les affinités du croup avec le catarrhe pulmonaire sont tellement grandes, qu'on a de la peine à distinguer l'un de l'autre, jusqu'à ce que l'accès de suffocation se manifeste. Le frissonnement dès le début, le coryza, l'enrouement, la voix rauque, la toux avec expectoration de matières filantes, claires, puis opaques ; l'état fébrile légèrement prononcé, les urines claires et ensuite avec sédiment muqueux, la difficulté de respirer, un peu d'oppression, sont des symptômes communs à ces deux maladies. Elles offrent également, à l'ouverture du corps, la membrane muqueuse de la partie essentiellement affectée, plus ou moins rouge, tuméfiée, recouverte de matières muqueuses, ou même de concrétions membraniformes, ce qui est cependant très-rare dans le catarrhe pulmonaire. On peut donc en inférer qu'il existe dans le croup, comme dans celui-ci, la phlegmasie d'une membrane muqueuse.

Cependant le catarrhe a cela de particulier, qu'il suit sa marche sans interruption, et avec des exacerbations le soir; et l'on n'y observe ni inspiration sifflante, ni suffocation extrême revenant par accès, ni son croupal, ni danger pressant, comme dans le croup. Il est toujours signalé par la douleur du thorax.

Coqueluche. La coqueluche est encore une des maladies qui ont le plus d'affinité avec le croup. Comme ce dernier, elle attaque particulièrement les enfans; on y trouve la toux qui revient par quintes, l'expectoration et le vomissement de matières visqueuses, filantes, la voix rauque, la respiration sonore, des espèces d'accès, des rémissions très-marquées, et en un mot, la combinaison d'une phlegmasie de la membrane muqueuse du conduit aérien avec une altération nerveuse, spasmodique du même organe.

Mais point de douleur à la trachée; sentiment d'un fourmillement à l'épigastre; toux excessive, avec plusieurs expirations pour une inspiration; point de concrétions membraniformes; quintes de toux périodiques; rémissions en général plus complètes que celles du croup; durée longue de la maladie; terminaison communément peu fâcheuse.

L'affection qui fait le sujet de ce mémoire diffère donc essentiellement de la coqueluche.

Asthme aigu des enfans. L'asthme aigu des enfans est une des maladies avec lesquelles on a fréquemment confondu le croup. Ils ont en effet beaucoup d'analogie l'un avec l'autre. Ils attaquent particulièrement les enfans ; on y observe également des accès de dyspnée avec suffocation et danger imminent, l'expectoration de matières filantes, claires, la durée courte de la maladie quand elle est livrée aux efforts de la nature, la voix rauque, la respiration difficile, etc.

Cependant l'asthme aigu diffère du croup sous les rapports suivans : il dépend d'une affection plus spécialement spasmodique ; les accès et les rémissions y sont assez périodiques ; le malade ne rejette point de concrétions membraniformes ; cette maladie n'est point épidémique ; son invasion est subite et a lieu particulièrement dans la nuit ; le thorax y est spécialement douloureux ; il n'y a point de fièvre ; à l'ouverture des corps, la membrane muqueuse de la trachée est lisse. Enfin le traitement de l'asthme repose sur l'usage des anti-spasmodiques directs, tels que l'assa-fœtida, le musc, etc., selon *Millar.*

Angine trachéale inflammatoire. L'angine trachéale inflammatoire a le même siége que le croup, et tue, ainsi que lui, les malades en peu de temps (1); mais elle attaque plus particulièrement les adultes que les enfans; elle est occasionnée, le plus souvent, par la suppression de quelque hémorrhagie, ou par la constitution inflammatoire du sujet, etc.; elle débute subitement; sa marche est très-aiguë et sans intermission, la douleur du conduit aérien très-vive, la respiration très-difficile et suffocante; il n'y a ni voix sifflante, ni expectoration de concrétions membraniformes; enfin elle se termine par suppuration ou par gangrène. Or, les caractères essentiels de cette angine en font une espèce bien distincte du croup.

Angine gangréneuse. Elle a aussi quelques points de ressemblance avec notre angine; mais on ne saurait méconnaître les signes particuliers à chacune de ces deux affections.

Dès le commencement de la maladie, malaises, quelques frissons, anxiétés, toux; parfois vomissement, espèce de gêne dans la gorge; ensuite douleur légère, voix rauque, un peu sifflante; visage pâle, livide; déglutition ordinairement assez facile; pouls petit, fré-

______

(1) *Voy.* Boerhaave, aphorisme 801.

quent, irrégulier; redoublemens ou accès; marche rapide; terminaison, ordinairement funeste, du 3ᵉ au 4ᵉ jour. A l'autopsie cadavérique , on trouve souvent une concrétion membraniforme.

Mais elle diffère du croup par les caractères suivans : intérieur de la gorge d'un rouge cramoisi, et couvert de taches grisâtres qui s'étendent en largeur et en profondeur, noircissent souvent, se détachent, et laissent à nu des ulcères très-douloureux; expectoration nulle, ou bien le malade rejette des lambeaux de concrétions membraniformes fétides, très-minces, insolubles dans le savon, et qui ne sont pas d'une nature lymphatique; cette expulsion est suivie de douleurs locales que les mucilagineux ne calment point; haleine fétide; pouls très-faible; symptômes de la fièvre adynamique (putride).

Le passage suivant, tiré des Prorrhétiques, s'applique également à ces deux espèces d'angine. « Les maux de gorge, dit Hippocrate, » sans tuméfaction apparente, qui s'accompa» gnent d'anxiété et d'une agitation continuelle, » sont dangereux, et causent promptement la » suffocation. »

Polypes des voies aériennes. L'affection polypeuse des voies aériennes a quelque analogie avec le croup, quand elle survient à la suite d'un refroidissement subit, et qu'elle offre

la dyspnée, la suffocation, la voix altérée, la
toux courte et fréquente, l'expectoration de
matières muqueuses plus ou moins épaisses, le
pouls fréquent, la sueur de la tête et de la
poitrine.

Mais *Michaëlis* observe que cette affection
n'a point de marche fixe, ni de symptômes
constans. On l'observe à la suite de l'hémoptysie ou de la phthisie. Du reste, la douleur ou
simple pesanteur du thorax, l'absence du son
croupal, la continuité de sa marche, enfin les
concrétions de nature fibrileuse que l'on trouve,
selon *Schwilgué*, dans le conduit aérien, suf-
firaient pour la faire distinguer du croup.

Corps étrangers dans les voies aériennes.
La présence d'un corps étranger dans le conduit
aérien n'offre pas un ensemble de symptômes
plus constant que l'affection polypeuse dont je
viens de parler, et cela doit être; car si cette
dernière varie d'après la position, la forme, la
grosseur et la quantité des polypes; à plus forte
raison l'autre doit-elle varier relativement à la
forme, à la grosseur, à la nature du corps étranger, aux parties avec lesquelles il est en contact.
Cependant on l'a prise pour le croup, *et vice
versâ.*

Engstroem rapporte qu'un enfant se plaignit
pendant quelque temps d'une douleur pongi-

tive de la gorge. On attribua cette douleur à une épingle que l'on croyait avoir été avalée par le malade. Le second jour, il se manifesta une fièvre légère ; la respiration devint difficile et la voix palpitante. L'enfant mourut le troisième jour. A l'ouverture du corps, on trouva la trachée et les bronches recouvertes d'une lame couenneuse, et gorgées de mucosités d'un blanc jaunâtre.

Balfour, chirurgien anglais, a vu un enfant dont la voix était aiguë, sifflante et la respiration difficile. On le crut affecté du croup. Il mourut, et à l'ouverture du corps, on trouva un morceau d'écaille d'huître à un pouce environ au-dessous de la glotte : la membrane muqueuse était enflammée et sèche.

J'ai rencontré un cas à-peu-près semblable dans le courant du mois de juillet dernier.

Un enfant de 11 mois environ, d'une santé robuste et brillante, étant à manger un œuf à la coque pour son souper, éprouva tout-à-coup une difficulté de respirer et une suffocation extrêmes ; le visage devint rouge, injecté, puis presque violet ; les yeux étaient fixes, la tête allongée, la chaleur augmentée ; on observa des mouvemens convulsifs, la roideur des membres, une sueur générale : la déglutition resta libre. Après quelques momens de suffocation extrême, il y eut un peu de calme ; mais dans l'espace de deux heures , la suffocation fut augmentée à plusieurs reprises ; l'enfant eut des vomissemens. Cependant les rémissions devenaient plus longues et plus complètes. Ce fut dans ce moment que j'examinai le malade. La figure était rouge et encore un peu injectée , la tête droite, le cou allongé, la voix nulle; l'enfant avait un air d'étonnement; ses yeux paraissaient fixes de temps en temps ; la respiration restait un peu difficile, et par momens il survenait un petit accès de suffocation; le pouls était mou , mais peu fréquent ; enfin tout le reste du corps était dans le meilleur état.

L'ensemble des symptômes que présentait cet enfant ne se rapportait à aucune maladie de caractère. Je n'apercevais que la lésion des fonctions des voies aériennes, et les phénomènes consécutifs de la suffocation; aucune cause sensible ne paraissait avoir donné lieu à cet accident; seulement je pouvais présumer qu'il était entré quelque portion d'aliment ou de coquille d'œuf dans le tube aérien.

Cela posé , comme l'état du malade s'améliorait peu à peu, et que le danger s'éloignait , je pensai que les matières introduites dans les voies aériennes se ramolliraient si elles en étaient susceptibles, et qu'elles seraient ensuite expul-

sées par l'expectoration. — Boisson anti-spasmodique et édulcorée.

Le lendemain, vomitif qui ne fit rejeter que
des matières muqueuses, et soulagea peu le malade ; la journée fut assez calme, la nuit suivante bonne.

Le 3e jour, l'enfant avait repris son état naturel ; mais il conservait une respiration pénible
et un peu sifflante, qui s'est soutenue pendant
plusieurs semaines, et qui a ensuite disparu
entièrement.

« En général, les corps étrangers n'occasion-
nent pas de douleur, ou bien celle-ci est imper-
ceptible, et se fait sentir dans une autre partie
que le larynx et le haut de la trachée ; elle
change de place par les efforts de la toux ; quelquefois elle est aiguë, très-intense et très-limi-
tée ; la voix est rauque et rarement sifflante ; la
respiration s'accompagne d'anxiétés et d'angoisses ; la toux est convulsive, le pouls irrégulier.
Les rémissions sont très-remarquables, et les
accès surviennent d'une manière irrégulière.
La bronchotomie donne issue au corps étranger (1). »

Les affinités et les dissemblances que nous
venons de trouver entre le croup et quelques

---

(1) Recueil des faits et observations sur le croup , etc.

maladies qui ont avec lui une certaine analogie, viennent à l'appui de ce que j'ai déjà dit sur les caractères et la nature de cette affection, et me consolident dans l'opinion que j'en ai conçue.

On a vu d'abord les élémens du croup isolés, et dans leur état de simplicité, ou de combinaison avec d'autres. Ainsi l'angine gutturale et le catarrhe pulmonaire m'ont offert une phlegmasie du même genre que celle du croup; dans l'angine gangréneuse, j'ai trouvé l'apparence trompeuse et les concrétions membraniformes, comme dans le croup. La suffocation spasmodique, revenant par accès et promptement mortelle, de l'asthme aigu des enfans, m'a paru imiter jusqu'à un certain point celle du croup. La coqueluche m'a présenté la combinaison d'une affection catarrhale avec l'état nerveux convulsif dans les quintes de toux, de même que dans le croup. Enfin l'inflammation des voies aériennes s'est trouvée, dans l'angine inflammatoire, avec suffocation promptement funeste, ainsi que dans l'angine dont je m'occupe ici.

Or, ces différentes analogies prouvent évidemment, 1°. qu'il existe dans le croup une phlegmasie de la membrane muqueuse du tube aérien, et un resserrement de ce même tube revenant par accès ; 2°. que la production des substances visqueuses ou concrètes tient à une modification particulière de la phlegmasie.

D'une autre part, cet examen comparatif nous fait voir qu'aucun de ces élémens du croup, soit isolé, comme dans le catarrhe, soit réuni, comme dans la coqueluche, etc., n'est susceptible de constituer notre espèce d'angine, et qu'elle résulte nécessairement de leur combinaison, telle que nous l'avons présentée.

Caractères spécifiques du croup. Cette affection *sui generis* doit donc avoir ses caractères spécifiques : les voici :

Symptômes du coryza ; douleur obtuse de la trachée ; voix rauque ; toux par quintes irrégulières ; expectoration de matières visqueuses, d'abord filantes, claires, puis épaisses et opaques, ou de concrétions membraniformes assez épaisses et de nature albumineuse ; resserrement du conduit aérien, avec suffocation extrême revenant par accès, et laissant des intervalles irréguliers lorsque le premier n'est pas assez aigu pour terminer la maladie ; inspiration avec son croupal ; tête renversée pour allonger le cou ; déglutition facile, mort, par asphyxie, du quatrième au septième jour. Ses variétés sont caractérisées, l'une par les signes de l'état inflammatoire de tout le système, l'autre par la prédominence générale de l'état spasmodique ou nerveux.

Complications.

Le croup se trouve assez souvent compliqué avec d'autres maladies. Ainsi on l'a trouvé parfois avec la péripneumonie, avec le catarrhe pulmonaire, le catarrhe guttural, les exanthèmes, les fièvres gastriques, inflammatoires, muqueuses, adynamiques, etc. (1).

Les observations que j'ai rapportées ci-dessus renferment quelques exemples de ces sortes de complications. Les auteurs en fournissent beaucoup.

Mais la plus manifeste de toutes est celle du croup avec les éruptions cutanées, fébriles, telles que la variole, la rougeole, la scarlatine, les aphthes, etc. Elle est due, sans doute, aux rapports qu'il y a entre la peau et les membranes muqueuses. Le croup survient ordinairement dans les varioles confluentes. *Reil* (2) pense que l'époque de son apparition est indéterminée; mais *Pinel,* qui en a observé plusieurs à la Salpêtrière, remarque qu'elle a lieu plus souvent le 6e, 7e ou 8e jour, lorsque la fièvre de suppuration se prononce.

Je ne m'arrêterai pas davantage à ces espèces

------

(1) *Schwilgué,* Dissertation inaugurale, etc.
(2) *Memorabilia clinica,* etc.

7

de combinaisons morbifiques. Le praticien qui connaît leurs parties constituantes, ainsi que les changemens qui résultent de leur influence mutuelle, saisit sans peine cet état mixte, et dirige ses opérations avec un succès non moins assuré que s'il s'agissait d'un croup simple. Je vais m'occuper des causes de cette maladie.

Quelles sont les circonstances extérieures et intérieures qui déterminent le développement du croup ?

Quand on connaît bien la nature du croup, on conçoit aisément celle des causes qui le déterminent. Les circonstances qui servent au développement de cette maladie sont particulièrement relatives à la phlegmasie de la membrane muqueuse des voies aériennes.

Circonstances extérieures. Parmi celles qui contribuent le plus à la formation du croup, je rangerai l'impression forte du froid humide, une boisson très-rafraîchissante tandis que le corps est échauffé, un long séjour dans les lieux, dans les habitations humides, les vapeurs du gaz acide muriatique oxigéné, et toutes les substances acides ou âcres qui sont portées sur la membrane des voies aériennes.

Le croup a été observé dans le Midi, de même

que dans les pays du Nord; mais il est beaucoup plus commun dans ceux-ci. Nous verrons
bientôt que, sur sept épidémies de cette maladie, deux seulement ont régné, l'une à Paris,
l'autre à Crémone : toutes les autres ont été observées dans le Nord.

Il paraît ne respecter aucune contrée. *Michaëlis* le dit très-commun et presqu'endémique sur les côtes de la Suède et de l'Ecosse,
sans doute, selon *Home*, à raison des vapeurs
salines qu'on respire dans le voisinage de la mer.
Il le croit moins répandu en Angleterre, en
Danemarck, en Allemagne, en Hollande, en
Italie. Cette maladie est assez fréquente à New-
Yorck; dans certaines années, elle y est plus
commune que dans d'autres ; et elle n'y exerce
parfois ses ravages que tous les trois ans. Le
croup sporadique paraît assez commun en
France, sur les côtes, dans les Alpes, dans les
départemens de la Seine, de Vaucluse, du
Gard, de la Gironde, du Léman. *Rechou* a
remarqué qu'il était plus fréquent dans les contrées basses et humides; j'ajouterai dans le voisinage des rivières, des étangs, ainsi que dans
les grandes villes.

Les maladies régnantes avec lesquelles le
croup concourt le plus souvent, doivent être
mises au rang des circonstances qui déterminent

son développement. Sont de ce nombre les diverses espèces d'angine, le catarrhe pulmonaire, la coqueluche, les exanthèmes, etc. *Wilk* l'a rencontré avec l'angine inflammatoire des enfans; *Halénius*, *Wahlbom*, *Bergius* (1), *Starr* (2) et *Tourlet* l'ont observé avec l'angine gangréneuse; *Crawford* l'a vu avec le catarrhe pulmonaire; *Baillou*, *Bernard* avec une épidémie catarrhale; *Rosen* avec la coqueluche, le rhume, la rougeole; *Reil*, *Pinel* avec la variole.

Je placerai également ici le caractère épidémique, quoique ses causes soient généralement peu connues. *Baillou* a vu le croup épidémique à Paris, en 1576; *Ghisi* l'a observé à Crémone, en 1747 et 1748; *Rosen* à Stockolm, en 1761 et 1762; *Van-Bergen* à Francfort-sur-le-Mein, en 1764; *Wahlbom* à Colmar, en 1769; *Bœck* et *Salomon* à Stockolm, en 1772; *Zobel* à Wertheim, en 1775.

Les auteurs ne disent pas si le croup est plus commun dans telle ou telle saison. L'analogie qu'il a avec les affections catarrhales et avec les éruptions cutanées me porte à croire qu'il doit

---

(1) *Des maladies régnantes extraordinaires de la Suède* (en suédois).

(2) *Philosophical Transactions*, n°. 495.

être plus fréquent sur la fin de l'été, pendant l'automne et au commencement de l'hiver. Au reste, ce point de la question proposée ne tardera pas à être éclairci, quand les praticiens, connaissant mieux cette maladie, s'crontplus à même de consulter l'expérience.

Le régime des enfans paraît aussi contribuer à la production du croup. Tout ce qui débilite, énerve et relâche la fibre, dispose par conséquent aux affections catarrhales, à la débilité du système lymphatique. Une éducation efféminée, le défaut d'exercice, les vêtemens trop légers, la culture forcée des facultés mentales, les alimens grossiers ou trop succulens sont autant de circonstances qui servent au développement du croup, par cela même qu'elles établissent dans le corps la disposition aux phlegmasies muqueuses. L'exercice forcé des organes de la voix, comme par les cris, le chant; l'action de souffler, etc. peuvent également produire cet effet.

Circonstances intérieures. Je distinguerai d'abord une certaine débilité constitutionnelle dans laquelle on remarque la disposition spéciale aux altérations des fonctions du système lymphatique, et plus particulièrement aux phlegmasies muqueuses et aux éruptions cutanées. Ainsi les individus sujets aux affections catarrhales, aux maladies éruptives, seront aussi plus exposés au croup.

Je ne dirai rien ici de la disposition aux phlegmasies des membranes muqueuses : elle est trop généralement connue. Mais je crois devoir entrer dans quelques détails sur la disposition aux éruptions cutanées. Elle paraît jouer un si grand rôle dans la formation du croup , que j'ai été sur le point de la compter parmi les élémens de cette maladie.

En effet, elle est particulière à l'enfance; et l'on sait que la rougeole, la petite-vérole, la croûte laiteuse, la gourme, les aphthes, etc. sont des maladies de cet âge. J'ai fait remarquer aussi que le croup s'alliait assez souvent avec la scarlatine, la variole, la rougeole; qu'il était plus fréquent pendant que quelqu'une de ces affections régnait avec le caractère épidémique : or, on observe que dans les affections cutanées, comme dans le croup, il y a production de matières épaisses qui se coagulent et qui forment des écailles, des pellicules, des croûtes, etc. On voit même très-souvent des pellicules produites à la surface de la membrane muqueuse qui tapisse l'intérieur du nez, tomber et se renouveler plusieurs fois. Toutes ces considérations me faisaient penser que cette disposition pouvait contribuer à la formation des concrétions membraniformes que présente le croup. L'opinion de quelques auteurs, et notamment de *Portal*, me fortifiait dans cette idée. Enfin l'analogie de ces concrétions avec celles que l'on voit chez des malades affectés de vices vénérien ou scrophuleux, arthritique , dartreux, etc. semblait dissiper tous mes doutes.

Mais, d'une autre part, on a expérimenté que la phlegmasie des membranes muqueuses produite par ses causes ordinaires communes à tous les âges, et portée à un plus haut degré que dans le catarrhe simple , semblait suffire pour donner lieu à la concrétion des matières visqueuses dans le conduit aérien, comme sur toutes les autres membranes muqueuses ; d'où l'on doit inférer que la disposition aux maladies cutanées n'est pas absolument nécessaire à la formation du croup.

Je n'opposerai rien à ces expériences. Cependant, si l'on considère combien il y a d'affinité entre le croup et les éruptions cutanées, on conviendra du moins que celles-ci paraissent servir souvent à le développer chez les enfans. Il semble qu'alors l'affection de la peau, attirée par fluxion vers la membrane muqueuse des voies aériennes, se déplace et s'unit à cette phlegmasie. J'ai vu de même une affection dartreuse se combiner avec les catarrhes guttural, pulmonaire , urétral , etc., et en modifier la marche d'une manière très-remarquable. Le docteur *Puzin ,* médecin de Paris , a observé une affection dartreuse de la peau qui alternait avec un catarrhe pulmonaire. J'ai vu aussi , dans le cours de l'été dernier , le virus syphilitique compliquer la phthisie pulmonaire , et produire des concrétions membraniformes dans le conduit aérien , un véritable croup chronique chez une femme âgée de trente-huit ans.

La disposition inflammatoire semble être aussi une des causes du croup; et, sous ce rapport, on pourrait réduire cette maladie à une simple inflammation , qui serait plus faible, soit parce qu'elle attaque une membrane muqueuse, soit parce qu'en général l'état inflammatoire est moins prononcé dans l'enfance. Mais en admettant cette supposition , je croirais confondre des états morbides qui diffèrent essentiellement l'un de l'autre. Je la rejetterai donc , d'abord parce que le croup est ordinairement rémittent, catarrhal, et que son traitement n'est pas celui de l'inflammation proprement dite ; ensuite parce que le croup des adultes ne présente pas les signes essentiels de l'inflammation, tels que la continuité, la douleur aiguë, la rougeur, la purulence , la dégénération gangréneuse.

Il en est ainsi de l'état nerveux : il parait au

premier coup d'œil coopérer au développement du croup ; néanmoins je ne le mettrai pas au nombre des circonstances internes que l'on doit regarder comme causes de cette maladie, par la raison que le resserrement du conduit aérien qui survient dans la phlegmasie ne dépend pas d'un spasme simple, et qu'il peut être déterminé sans aucune disposition nerveuse antérieure (1). Chez les enfans très nerveux, ce resserrement est produit plus facilement, devient plus intense, et se réitère plus fréquemment ; mais alors le croup se présente avec un spasme prédominant qui constitue notre seconde variété. C'est dans ce cas que les anti-spasmodiques directs, tels que l'assa-fœtida, le musc, l'éther, etc., peuvent réussir dans son traitement.

L'enfance est une des circonstances intérieures qui contribuent le plus au développement du croup. Elle agit de deux manières ; 1°. à raison de la sensibilité, de la mobilité et de la faiblesse de cet âge, qui le rend peu susceptible d'une inflammation exquise ; 2°. parce que, comme *Chaussier* et *Richerand* l'ont très-

______

(1) Il faut bien distinguer cet état convulsif ou nerveux, de la mobilité et de la sensibilité naturelles à l'enfance.

bien remarqué, les voies aériennes n'ont encore acquis que très-peu de développement, ce qui rend ces organes plus susceptibles d'irritation et d'engorgement ; 3°. parce qu'elle dispose davantage aux maladies éruptives ; 4°. parce que l'état inflammatoire est naturellement plus faible chez les enfans que chez les adultes.

La débilité relative, et le peu de développement du conduit aérien peuvent cependant exister dans un âge plus avancé, et disposer de même aux atteintes du croup. Cet état du conduit aérien est indiqué par le son de voix aigu, grêle, et la fréquence des rhumes, de la toux, etc.

Quoique les auteurs s'accordent à dire que le croup attaque plus particulièrement les enfans jusqu'à l'âge adulte, il est cependant vraisemblable que les personnes au-dessus de cet âge n'en sont pas exempts : l'expérience le prouve. *Ghisi* rapporte que dans l'épidémie de Crémone, cette maladie n'épargnait pas les adultes. *Rosen* l'a vue chez des individus au-dessus de douze ans. *Tulpius, Vogel, Portal, Ardoin, Bernard, Waton, Guérin* (1), *Lemaire*, en donnent des exemples.

Si un homme, quel que fût son âge, réunissait la disposition aux affections catarrhales, le

____

(1) Essai de Médecine pratique. (*Ouvrage périodique.*)

vice scrophuleux, la débilité relative des voies aériennes, ne suffirait-il pas qu'il s'exposât à une transition forte et rapide du chaud au froid pour être atteint du croup?

Enfin cette affection est quelquefois consécutive d'une autre maladie. *Home* a vu le croup après la variole, la coqueluche, quand elles étaient suivies d'un catarrhe chronique; *Bloom* après une toux chronique; *Salomon* après un coryza et un catarrhe habituels; *Callisen* après une angine gutturale et une toux catarrhale; *Rosen* après la rougeole, la coqueluche, la variole; *Michaëlis* après l'asthme aigu des enfans, la rougeole, la coqueluche; *Vicusseux* à la suite du rhume et de maladies éruptives. Le journal d'*Hufeland* contient un exemple d'un croup survenu à la fin de ces dernières. Selon *Duboueix*, il succède au rhume et à la péripneumonie fausse. On l'a souvent observé dans le cours de la variole; *Pinel* en fournit des exemples. Je l'ai vu dernièrement dans la scarlatine. Ces maladies, et toutes celles qui portent dans la membrane muqueuse du larynx et de la trachée une disposition à la phlegmasie, sont donc aussi des circonstances qui servent à la production du croup.

Il me reste à parler de la contagion. Ce serait sans doute un objet très-important que de reconnaître un effet contagieux dans cette maladie. Mais, quoi qu'en aient dit *Rosen, Duboueix, Field*, etc., cet effet n'a pas lieu. Mon opinion est fondée d'abord sur ce que la plupart des auteurs qui ont traité du croup n'ont point parlé de la contagion; en second lieu, sur ce que d'autres, tels que *Michaëlis, Midleton, Schwilgué, Double*, etc., déclarent formellement que cette affection n'est point contagieuse; et enfin sur ma propre expérience.

Les caractères généraux et particuliers du croup, la nature des altérations qui le constituent, les circonstances extérieures et intérieures qui contribuent à son développement, étant connus, déterminer quel est son traitement le plus efficace : tel est le sujet de la question qui se présente, et que je vais tâcher de résoudre.

Quel est le traitement le plus efficace du croup ?

Le croup avait été observé avec assez d'attention par plusieurs médecins également éclairés, lorsque j'en fis le sujet de mes recherches; et dans ces derniers temps, on était parvenu à distinguer en grande partie la nature des altérations qui le constituent. Il ne me restait donc que peu à faire pour compléter l'histoire de cette maladie.

Il n'en est pas de même de son traitement ; tout ou presque tout y était vague, incertain et désespérant pour le praticien, puisqu'on pouvait à peine sauver quelques victimes. On ne trouve, en effet, dans les auteurs qui ont écrit sur cette matière jusqu'à la fin du siècle dernier, ni indications précises, ni plan régulier, ni remèdes sur lesquels il soit possible de fonder quelqu'espoir. Presque tous les moyens curatifs sont proposés au hasard, ou d'après de faibles analogies et des observations peu soignées. Leur administration n'est point fixée avec exactitude. Eh ! comment ces médecins, quel que fût leur génie, auraient-ils pu s'élever au traitement le plus efficace de la maladie sans avoir une connaissance assez étendue de celle-ci ? On n'a que trop perdu de temps à des essais purement empyriques, essais rarement fructueux et presque toujours nuisibles aux progrès de la science, parce qu'ils ne sont pas le résultat d'une méthode assez rationnelle. Il est une grande vérité dont nous sommes redevables au père de la médecine, et qu'il ne faut jamais perdre de vue : *c'est qu'on ne peut traiter une maladie sans la connaître.* La connaissance des maladies est donc le seul

fondement sur lequel doit reposer un traitement combiné avec sagesse; et, sous ce rapport,
l'auteur de la Nosographie philosophique a
rendu un service signalé à la médecine.

A mesure que le croup fut mieux connu,
son traitement devint aussi plus méthodique.
C'est à *Schwilgué, Pinel, Desessarts,* etc.
que nous sommes redevables de ce premier
pas. Ils ont d'abord rejeté les remèdes inu-
tiles; ils se sont attachés ensuite à indiquer
les moyens les plus efficaces, et en ont déterminé l'emploi d'après les principes d'une saine
doctrine. Mais, il faut le dire, leurs écrits laissent
encore sur ce sujet important beaucoup de
choses à desirer; ils ne promettent guère plus
de guérisons que ceux qui les ont précédés, et
contribuent peu aux progrès de la thérapeutique.

C'est dans cet état des choses que les recherches auxquelles je me suis livré ont été couron-
nées d'un succès non équivoque.

Après avoir approfondi la nature des altérations qui constituent le croup, après avoir mis
en ordre le tableau des symptômes auxquels on
peut le reconnaître et celui des causes qui le
déterminent, je vais établir son traitement sur
des bases solides. Il sera simple, facile, d'accord
avec les dogmes généralement reçus, et confir-

mé par l'expérience. Je n'aurai qu'à l'exposer pour prouver combien il est supérieur à ceux que l'on a proposés jusqu'à présent.

Ce traitement se divise naturellement en deux parties. Dans la première, je tâcherai de déterminer les indications que présente la maladie ; dans la seconde, je m'occuperai des moyens de les remplir.

Indications.

Les indications doivent être tirées de la nature de la maladie. Je rappellerai donc ici que la phlegmasie des voies aériennes présente dans le croup un certain degré d'intensité, et une sécrétion abondante de matières visqueuses ; qu'ensuite il se produit parfois des concrétions membraniformes ; qu'il survient des accès de suffocation dans lesquels la vie du malade est rapidement compromise ; et que l'état nerveux ou inflammatoire prédominant ajoute quelquefois à l'intensité de ces accès.

Cette maladie étant généralement meurtrière, on ne saurait la livrer aux seuls efforts de la nature ; celle-ci réclame au contraire les secours les plus prompts et les plus efficaces.

Le degré de phlogose que la membrane muqueuse de la trachée et du larynx éprouve dans cette angine , paraît être la cause de la sé-

crétion abondante des matières visqueuses,
ainsi que du resserrement du conduit aérien.
C'est donc lui qui le premier fixera l'attention
du praticien, et qui fera l'objet de la première
indication. Celle-ci consiste en effet à modérer
l'irritation locale ou de la partie principalement
affectée.

La nature tend à expulser les matières visqueuses, soit par la toux, soit par le vomissement; mais souvent son but n'est point rempli,
particulièrement chez les individus faibles, et
lorsque la sécrétion est très-considérable : il est
donc nécessaire de l'aider ; et l'expérience
prouve qu'on peut le faire avec avantage. La
seconde indication consistera à évacuer ces matières le plus tôt possible, pour éviter l'engorgement des voies aériennes, et même la formation des concrétions membraniformes.

Les moyens que je désignerai pour remplir
ces deux premières indications servent aussi
à prévenir le resserrement du conduit aérien ;
mais ordinairement ils ne suffisent pas : il faut
donc presque toujours recourir à des agens plus
énergiques. Je rapporterai ces derniers à la
troisième indication, qui aura pour objet de
prévenir l'accès de suffocation.

Enfin, lorsqu'on n'a pu prévenir cet accès et qu'il se manifeste, il faut en modérer

l'intensité et en accélérer le terme. Ce sera l'objet de la quatrième indication.

Ces quatre divisions générales comprennent tout ce qui est indiqué dans le traitement du croup. Je vais les reprendre l'une après l'autre, et déterminer quels sont les moyens de remplir chaque indication.

Je remarquerai d'abord que le praticien doit respecter la marche de la phlegmasie, tant qu'elle ne paraît pas assez intense pour donner lieu aux accès de suffocation. Pour cet effet, il se bornera au régime, à quelques boissons adoucissantes, et à tenir le malade dans une transpiration douce et égale.

Première indication. Dès que la douleur de la trachée, la voix rauque, la toux par quintes, quelquefois la gêne de la respiration, le teint altéré, les yeux battus, la pléthore, etc., annoncent une affection plus grave, sur-tout si l'arrière-bouche et la poitrine ne paraissent pas essentiellement lésées, il faut satisfaire à la première indication.

Pour modérer l'irritation locale, ou diminuer l'intensité de la phlegmasie, on doit employer les boissons adoucissantes, mucilagineuses, l'inhalation de la vapeur de l'eau chaude, l'application des topiques émolliens.

Ghisi employait les boissons théiformes, les

potions huileuses ; *Crawfort* et *Vieusseux* se servaient des délayans tièdes ; *Michaëlis* des boissons oximellées. Les boissons mucilagineuses édulcorées avec un sirop pectoral me paraissent préférables. Il est également très-utile de mettre, de temps en temps, un peu de miel ou de sirop dans la bouche ; le malade le répand avec la langue, et l'avale peu à peu, de sorte que la membrane muqueuse de l'arrière-bouche et de l'œsophage en est presque toujours arrosée, et que le relâchement qu'elle éprouve se communique à celle du larynx et de la trachée-artère.

L'inhalation de la vapeur de l'eau chaude a été recommandée par *Home, Crawfort, Rosen, Vieusseux, Duboueix, Pinel, Desessarts,* etc., soit seule, soit chargée d'une infusion de fleurs de sureau, ou d'un peu de vinaigre (acide acéteux).

On ne doit pas négliger l'application des substances émollientes à l'extérieur du cou. Les cataplasmes émolliens avec la mie de pain et le lait sont prescrits par *Ghisi, Home, Wahlbom,* etc.; mais avant de les appliquer, il est bon d'enduire la peau avec un corps gras ou avec le miel.

L'application des sangsues au cou est utile pour diminuer la pléthore locale.

(115)

Deuxième indication. A mesure que la phlegmasie fait des progrès, la sécrétion des matières
visqueuses se prononce ; la toux fréquente est
quelquefois accompagnée de vomissement, l'expectoration et l'augmentation de la dyspnée in-
diquent l'amas des matières : c'est alors qu'il
faut remplir la seconde indication du traitement.

Les moyens dont on peut se servir pour empêcher l'engorgement du conduit aérien sont
les vomitifs et les excitans légers ou altérans.

Observons que le vomitif peut être indiqué par
l'embarras gastrique, et qu'il faut alors le donner,
dès le commencement de la maladie, à la dose
ordinaire pour obtenir un effet suffisant.

A l'exception de ce cas, le vomitif n'est employé contre le croup que dans l'intention de favoriser l'expulsion des matières visqueuses, ainsi
que les concrétions membraniformes; et alors
il faut ne le donner qu'à moyenne dose.

L'ipécacuanha et le tartrite de potasse antimonié sont les substances les plus propres à
remplir ces vues. On administre le premier sous
forme de sirop, à la dose d'une cuillerée à soupe,
selon l'âge de l'enfant, jusqu'à la cinquième année; car après cette époque on peut faire prendre
de 5 à 10 décigr. (10 à 20 grains) d'ipécacuanha
en poudre, dans un demi-verre d'eau tiède.
Dès que les envies de vomir se manifestent, on

facilite l'action du remède au moyen de plusieurs verres d'eau tiède, qui seront donnés à peu de distance l'un de l'autre.

Le tartrite de potasse antimonié doit être administré à la dose d'un demi à un décigramme (un à deux grains), selon l'âge et la disposition du malade ; on dissout cette substance dans 128 grammes (4 onces) d'eau tiède. Ce médicament a de grands avantages sur la racine d'ipécacuanha, lorsqu'il faut provoquer le vomissement chez un enfant d'une forte complexion ou d'un âge un peu avancé. D'abord il n'est pas désagréable à prendre, et quand les malades sont difficiles, on y ajoute une once de sirop de capillaire ; ensuite il agit parfois comme purgatif, ce qui n'est point indifférent dans le croup.

Il est nécessaire de réitérer chaque jour l'usage de ces vomitifs à petite dose, tant que le conduit aérien paraît engorgé, et que la sécrétion des matières visqueuses est abondante, ou bien qu'il se forme des concrétions membraniformes.

Observons qu'en remplissant les indications dont je viens de parler, le vomitif agit soit comme révulsif en irritant l'estomac, soit en donnant plus d'activité aux organes, et en irradiant les forces vitales d'une manière plus régulière dans le corps.

Ce médicament a été recommandé par le plus grand nombre des auteurs, et notamment par *Wahlbom, Rosen, Michaëlis, Bard, Vieusseux, Duboueix, Pinel, Cheyne, Cullen, Schwilgué, Desessarts*, etc.

Les altérans (ou excitans légers) favorisent l'expectoration en provoquant la toux. Les plus usités sont le look blanc, avec addition de deux ou trois grains de kermès minéral (oxide d'antimoine sulfuré rouge); le look pectoral, avec l'infusion d'espèces pectorales, le mucilage de psillidium, et l'addition de deux à quatre grammes d'oximel scillitique ; une potion composée avec 96 grammes (3 onces) d'infusion pectorale, 32 grammes (une once) de sirop de guimauve, et un décigramme (2 grains) d'ipécacuanha en poudre : on les administre par cuillerées d'un quart-d'heure à l'autre.

Michaëlis, Bard, Duboueix, Schwilgué prescrivent les expectorans ; mais je pense qu'il ne faut pas trop insister sur leur usage, dans la crainte d'augmenter l'irritation du conduit aérien, et de provoquer l'accès de suffocation, tandis que l'on a tant d'intérêt à l'éviter.

Le sulfure de potasse a été proposé dernièrement comme un nouveau moyen de combattre le croup. Son mode d'action, d'après la manière dont il est administré, me porte à le ranger parmi les altérans. On le prescrit à la dose de 4 à 10 grains, plusieurs fois par jour, selon l'âge et la constitution du malade. Il faut l'incorporer dans du sirop si l'on peut le faire avaler, ou le mêler avec un peu de miel, et l'introduire avec le doigt dans la bouche de l'enfant : il provoque ordinairement une abondante sécrétion de mucosités blanchâtres. M. *Gallot*, médecin de Provins, l'a employé avec succès, soit dans le traitement du croup, soit dans celui de la coqueluche (1).

Les vomitifs, ainsi que les expectorans, ne doivent être administrés qu'avant l'accès ou dans les momens de rémission. Les phénomènes consécutifs de la suffocation pourraient modifier les effets de ces médicamens et les rendre nuisibles.

Si cependant la violence de l'accès faisait craindre qu'il n'y eût pas de rémission, ou qu'elle fût très-légère, on émétiserait, après avoir saigné convenablement.

Troisième indication. Pendant que l'on s'occupe d'empêcher la formation et l'accumulation des substances visqueuses ou membrani-

____

(1) Journal de Bibliographie médicale, etc. V^e année, page 206.

formes, il est prudent de chercher à prévenir les accès ou leur retour.

Les moyens que je propose pour remplir cette indication sont, après les vomitifs et les altérans dont je viens de parler, les purgatifs, les sudorifiques, les épispastiques, les pédiluves, les lavemens laxatifs, les sternutatoires, etc.

Dans les commencemens de la maladie, les purgatifs et les lavemens laxatifs ne doivent être administrés que pour tenir les voies libres ; mais dès que l'irritation de la membrane muqueuse fait craindre l'accès, ils sont indiqués comme révulsifs ; et ensuite ils servent aussi à expulser des matières visqueuses, de même que des lambeaux de concrétions membraniformes, que les enfans, qui ne savent pas expectorer, avalent au lieu de les rejeter, comme l'observe très-bien *Desessarts.*

Home entretient le ventre libre avec des pastilles de magnésie, du sulfate de potasse, en solution dans du petit-lait ; il préfère ces moyens, afin de ne pas exciter les cris de l'enfant, qui pourraient provoquer la suffocation.

Wahlbom ne donne les laxatifs que dès le début de la maladie. *Crawfort* prescrit les lavemens, les purgatifs doux et acidules ; mais les acides nous paraissent contre-indiqués par l'état catarrhal, à moins qu'il n'y ait une excitation générale prédominante. *Rosen* entretient les déjections alvines par la magnésie, la manne, l'électuaire lénitif, etc. *Bœck* se sert des purgatifs rafraîchissans. *Michaëlis* recommande les lavemens et les purgatifs doux, tels que la casse, la manne dans du petit-lait ; mais dans la seule intention d'entretenir la liberté du ventre.

Bayley purge avec le muriate mercurial doux (que *Cheyne* rejette), et donne des lavemens pour opérer une révulsion. *Cheyne*, *Dobson* prescrivent les purgatifs. *Pinel* emploie les lavemens laxatifs dès le début de la maladie. *Schwilgué* conseille la purgation dès l'invasion. Enfin *Desessarts* donne la préférence aux éméto-cathartiques ; il se sert à cet effet d'un sirop d'ipécacuanha et de séné auquel il ajoute quelquefois du tartrite de potasse antimonié (tartre stibié) ; d'autres fois il donne le muriate de mercure doux, le diagrède ou le jalap incorporés dans du chocolat.

J'ai fait usage des lavemens avec addition de 64 grammes (2 onces) de miel mercurial ou de cassonade rouge, quelquefois même avec une infusion de séné. Les potions purgatives avec 32 à 64 grammes (2 onces) de manne dissoute dans un verre de lait, ou de petit-lait, ou d'eau ; de sirop de chicorée avec addition de quelques décigrammes de racine de jalap en poudre, de dia-

grède , de mercure doux , m'ont également
réussi.

Les doses de ces médicamens doivent être
relatives à l'âge, à la constitution de l'enfant
et à l'intensité de la maladie. En général, il faut
qu'ils soient doux, si ce n'est peut-être à l'approche des accès ; mais il est bien important de
ne pas les réitérer trop souvent : ils pourraient
nuire au cours naturel de la phlegmasie.

Les sudorifiques préviennent l'accès en dirigeant les mouvemens vitaux du centre à la périphérie du corps, et en soutenant le ton des
fibres. On ne peut les employer que hors des
accès , et toujours avec assez de modération
pour ne pas augmenter la phlegmasie. Les auteurs sont assez d'accord sur ce point ; ce qui
le prouve, c'est qu'ils ne parlent guère que des
diaphorétiques. *Michaëlis* et *Desessarts* rejettent les sudorifiques actifs ou échauffans, comme
dangereux.

Dureuil prescrit les diaphorétiques dès le
début ; *Crawfort* s'est servi avec succès du vin
antimonié trouble ; mais *Home* n'a retiré aucun effet avantageux de l'emploi de ce médicament. Enfin *Michaëlis* prescrit des pédiluves
chauds ; il fait coucher le malade immédiatement après le bain, et lui donne l'acétate ammo-

niacal, ou une solution étendue de tartrite de potasse antimonié.

Le sulfure de potasse agit aussi comme diaphorétique. Cette propriété, réunie à la première dont j'ai déjà parlé, doit beaucoup contribuer aux bons effets qu'on en obtient.

Il faut bien observer de ne donner les sudorifiques qu'à petite dose, ou même de les supprimer, lorsque la fièvre et l'état inflammatoire se prononcent, ainsi que pendant l'accès de suffocation.

Je rangerai le carbonate ammoniacal parmi les sudorifiques. Divers auteurs l'ont employé avec quelque succès, mais dans des vues différentes : les uns, avec *Guttfeld,* en font respirer le gaz pour provoquer la toux, et par suite l'expulsion des matières visqueuses ; d'autres l'appliquent au cou comme rubéfiant ; d'autres enfin l'administrent à l'intérieur et à l'extérieur, afin de fondre les concrétions membraniformes, et de liquéfier la matière propre à les former.

On conçoit que ce remède agissant comme rubéfiant sur la peau du cou, doit opérer une révulsion favorable, et empêcher par là le resserrement du conduit aérien ; mais on a de la peine à croire, avec *Rechou,* qu'appliqué sous la forme d'un topique, ou même introduit dans l'estomac, il puisse parvenir jusqu'aux matières visqueuses ou membraniformes, sans perdre ses propriétés, et sans augmenter l'irritation de la membrane muqueuse qui pèche déjà par excès. L'opinion de l'auteur serait peut-être plus spécieuse, s'il avait porté directement dans les voies aériennes le gaz ammoniacal, en le faisant respirer selon la méthode de *Guttfeld :* encore aurait-on craint qu'il ne fût trop irritant.

Je laisserai donc cette explication nouvelle pour m'en tenir aux anciennes, d'autant qu'elles s'accordent avec les faits même les plus récens. Ainsi, que *Rechou* ait fait prendre par cuillerées une solution de ce sel dans vingt-quatre fois son poids de sirop de guimauve, ayant soin d'étancher la soif avec une décoction de chiendent édulcorée, et d'interdire l'usage des acides, soit dans les boissons, soit dans les alimens, cette méthode peut être de quelque efficacité. Il faut se rappeler que l'ammoniaque est un excitant qui porte à la peau, qui augmente l'activité des fonctions organiques, et qui opère les mêmes effets que les sudorifiques dans les maladies vénériennes, le rhumatisme, etc. ; on en déduira cette conséquence naturelle, que ce remède agit dans le croup comme les sudorifiques : une seule observation de l'auteur va prouver ce que j'avance.

« Une fille très-robuste, âgée de cinq ans en-

viron, extrêmement grasse, grande mangeuse
et d'une intelligence surprenante, était au moment d'un croup très-intense. Le tartrite de potasse antimonié avait fait rejeter beaucoup de
mucosités et un lambeau membraniforme de la
longueur de quatre pouces environ; mais les
rémissions étaient de courte durée et les quintes
de suffocation très-intenses. On lui administra
le carbonate d'ammoniaque de la manière indiquée plus haut. Pendant les quatre heures
qui suivirent l'emploi de ce médicament, la
toux disparut entièrement; la malade aurait
même dormi sans l'effroi qui l'en empêchait.
Deux heures après la seconde dose, survint
une selle copieuse de matière fluide, mêlée
avec quelques excrémens solides ; la respiration
devint plus libre, la langue plus nette ; la malade
dormit pendant deux heures, au bout desquelles
on administra la troisième dose. Elle ne tarda pas
à rejeter, à l'aide de la toux, une grande quantité
de matières fluides et écumeuses par la bouche et
par le nez. La respiration fut encore plus libre ;
la face reprit sa couleur ordinaire ; les convulsions
disparurent. L'enfant s'endormit d'un sommeil
profond ; elle eut deux selles pendant la nuit,
et rendit une urine foncée très-abondante. Le
lendemain on prescrivit le même médicament,
mais seulement à l'intérieur. La malade toussa

légèrement; elle expectora, eut quelques selles, et urina abondamment comme la veille. Le troisième jour, on ne donna que deux doses du médicament, et on obtint le même résultat. La malade eut des frayeurs, elle se sentait extrêmement légère toutes les fois qu'elle se remuait: ces craintes diminuèrent beaucoup le lendemain, et ne tardèrent pas à disparaître. On administra de l'huile de ricin quelques jours après; la malade fut très-bien évacuée, et elle a joui depuis ce temps d'une très-bonne santé.

N'est-il pas évident qu'ici le carbonate ammoniacal a porté dans tous les organes une excitation plus grande; qu'il a soutenu leur activité; qu'il a provoqué des excrétions diverses, et qu'en distribuant les forces vitales d'une manière plus régulière, il a empêché la formation du resserrement du tube aérien, et réduit la phlegmasie à son état le plus simple?

Ce remède, dans le cas où son efficacité serait mieux constatée, doit être administré d'après les règles que nous avons établies pour les sudorifiques; et d'ailleurs on ne saurait le donner avec trop de réserve.

Les pédiluves opèrent comme révulsifs pour prévenir les accès de suffocation. Quelques auteurs les recommandent; mais ils ont peu d'action. Si on veut l'augmenter, il faut les

animer avec un verre de vinaigre, ou une poignée de muriate de soude, ou 64 grammes de
savon, ou enfin avec la moutarde en poudre.

C'est aussi dans l'intention d'obtenir un effet
révulsif, que *Double* et *Schwilgué* ont proposé
l'emploi des sternutatoires. Il semble qu'en irritant fortement la membrane muqueuse du
nez, on doit diminuer l'intensité de la phlegmasie des voies aériennes, et par suite le resserrement du tube aérien. Mais l'efficacité de ce
moyen n'a pas encore été suffisamment confir-
mée par l'expérience.

Il n'en est pas de même des épispastiques :
on sait qu'ils s'opposent au resserrement de la
glotte, en établissant un point d'irritation plus
fort que celui de la partie essentiellement affectée. Chez un sujet robuste, on peut d'abord
appliquer le vésicatoire aux jambes ; et si cela
ne suffit pas, ou si l'enfant est d'une constitution faible, délicate, on le mettra à la nuque.

Presque tous les auteurs ont recommandé l'u-
sage de cet émonctoire, particulièrement dans le
commencement de la maladie. Néanmoins *Vieusseux*, *Desessarts*, *Underwood* l'emploient
également vers le dernier temps, afin de prévenir l'état chronique et les récidives.

On est peu d'accord sur le lieu où il faut appliquer le vésicatoire. *Home* le met autour du cou ; *Rosen* à la moitié antérieure du cou ; *Vieusseux* au sternum , à l'épaule ou au dos. *Rosen* recommande de ne pas l'appliquer sur les plaies des sangsues. Ils diffèrent également dans le choix des epispastiques. *Home* se sert des cantharides ; *Rosen* , d'un cataplasme sinapisé ; *Callisen* , *Rechou* , *Desessarts* , etc., d'un liniment ammoniacal ; *Michaëlis* conseille de remplacer le vésicatoire par le liniment , toutes les fois que l'enfant est très-sensible.

Règle générale , l'épispastique doit être placé d'autant plus près de la partie affectée que la maladie est plus intense et que le sujet est plus faible. Quant aux substances qu'il faut employer , elles ne diffèrent guère que par le degré d'activité. On les choisira d'autant plus actives , que l'on voudra produire un plus grand effet.

Les anti-spasmodiques directs contribuent peu à prévenir les accès de suffocation. Ils sont contre-indiqués par l'excitation fébrile et par la phlegmasie. Cependant, comme le resserrement du conduit aérien peut participer du spasme, et qu'il y a parfois un état spasmodique prédominant, on doit les réserver pour

ces cas-là. De tous les auteurs qui les ont recommandés, *Pinel* est le seul que l'on puisse
citer ; encore croit-il ces remèdes indiqués par
un état nerveux assez général, et qui n'a pas
toujours lieu. Il a prescrit les topiques sédatifs
appliqués sur le cou : ce sont les seuls que l'on
doit employer. Quant aux anti-spasmodiques
administrés à l'intérieur, il faut préférer les
stimulans, et ne les administrer que dans l'é-
tat de spasme prédominant, ou quand le croup
passe à l'état chronique.

Les sels mercuriels peuvent servir à prévenir
les accès ; ils sont excitans et prescrits par *Kuhn,
Bard, Bayley, Dobsom, Archer, Leutin,
Thilonius*, etc. Le mercure doux a été employé à l'intérieur. *Leutin* faisait frotter le cou
du malade trois fois par jour avec l'onguent
mercuriel noir ; mais *Desessarts* observe très-
bien qu'à certaine dose ces remèdes portent à la
bouche, et forcent les glandes à une salivation
immodérée et par conséquent nuisible. Au reste,
les guérisons que l'on attribue à ce traitement
peuvent dépendre des vésicatoires, des toniques,
qui ont été employés en même temps que les
mercuriels, comme l'a remarqué *Schwilgué*.

Le muriate mercurial doux est le seul que l'on
puisse prescrire. On le combine avec des poudres

purgatives, telles que le jalap , le diagrède, etc.

Le polygala sénéga peut aussi , d'après les observations de MM. *Archer ,* médecins à Maryland , être mentionné comme propre à prévenir l'accès de suffocation. Ils ont administré la racine de polygala en décoction et quelquefois en poudre. On prépare la première avec seize grammes (une demi-once) de cette racine grossièrement concassée qu'on fait bouillir dans vingt-quatre décagrammes (huit onces) d'eau de fontaine, jusqu'à la réduction de douze décagrammes. Ils en donnent une cuillerée à soupe toutes les heures ou toutes les demi-heures, tant que l'intensité des symptômes paraît l'exiger. Dans les intervalles, ils en font prendre quelques gouttes, et ils continuent ainsi jusqu'à ce que le médicament ait fait vomir ou qu'il ait purgé. Ils entretiennent ces petites doses de manière à occasionner une irritation continuelle dans la bouche et dans la poitrine. La poudre se prend à la dose de 2 décigrammes à 2 et demi (de 4 à 5 grains). Son effet est le même que celui de la décoction. Il est même plus marqué, à moins qu'on n'ait préparé cette dernière avec beaucoup de soin. MM. *Archer* défendent de boire immédiatement après qu'on a pris ce médicament. Le sénéga suffit, selon eux, si la maladie est encore à son début; mais si elle est plus avancée, si la respiration est sifflante, la voix aigre et perçante, il faut alors prendre le muriate de mercure doux à l'intérieur. En même temps, on pratiquera des frictions sous le menton avec l'onguent noir.

MM. *Archer* assurent qu'en administrant ainsi ce médicament, la fausse membrane est ordinairement expulsée dans l'espace de quatre, six ou huit heures; ou bien elle est évacuée et rejetée par les selles.

M. *John Archer* pense que ce n'est ni comme vomitif, ni comme sudorifique, ni comme purgatif que le sénéga agit, puisque le croup guérit quelquefois pendant son usage, sans qu'on observe de vomissement, de sueur ou de diarrhée, et que l'emploi des autres vomitifs, sudorifiques ou purgatifs n'a pas le même succès. Cette réflexion est très-judicieuse; mais l'auteur est porté à croire que ce remède jouit d'une propriété spécifique : or, cette propriété n'est rien moins que prouvée.

Le sénéga me paraît se comporter dans le croup de la même manière que le carbonate ammoniacal dont je viens de parler. Au reste, l'extrême confiance que MM. *Archer* donnent au muriate mercuriel doux et aux frictions mercurielles sur le cou, comme moyens curatifs de cette maladie, me permet de révoquer en doute celle que peut mériter le sénéga, jusqu'à ce que l'expérience ait prononcé.

Quatrième indication. La quatrième indication que présente le traitement du croup consiste à combattre l'accès de suffocation, dès qu'il s'est manifesté.

La saignée, les vésicatoires, les lavemens irritans, les ventouses scarifiées, le sénéga, etc. sont les moyens les plus propres à remplir cette indication.

La saignée a été rejetée ou prescrite par les auteurs d'après l'idée qu'ils se sont faite de la nature de la maladie. Ainsi *Home*, *Crawford*, *Bayley*, *Bard*, *Raveneau*, etc., la recommandent; d'autres, avec *Millar*, la regardent comme nuisible; mais ceux-ci n'ont vu dans le croup qu'une affection nerveuse spasmodique, tandis que les premiers n'ont point distingué les caractères et la nature de la phlegmasie des membranes muqueuses. Vainement *Home*, *Midleton* et *Bayley* assureront que la saignée a suffi dans certains cas pour arrêter le cours de la maladie; s'ils ne distinguent les circonstances où elle est particulièrement indiquée, je serai en droit de présumer qu'elle n'a réussi que dans les cas ci-après mentionnés. Je pense même que

la maladie avait peu d'intensité ; car il est démontré par leurs propres observations que les
saignées réitérées dans des croups qui paraissent
inflammatoires , selon l'acception que je donne
ici à ce terme , ont rarement suffi pour sauver
le malade : la cinquième histoire que j'ai rapportée en offre une preuve incontestable.

La saignée a pour effet d'évacuer le sang ,
afin de diminuer la pléthore locale ou générale ,
ou l'excitation de tout le système , ou bien de
rompre les mouvemens fluxionnaires établis
sur la partie affectée : aussi la divise-t-on en
déplétive et en révulsive.

Plusieurs auteurs prescrivent les sangsues dès
le commencement de la maladie , et à Genève ,
on est dans l'usage de faire cette saignée pour
prévenir l'accès de suffocation ; mais toutes
ces données sont beaucoup trop vagues. J'éta-
blirai , avec plus de certitude , que les sangsues
sont indiquées , non-seulement dans les accès ,
comme je le montrerai bientôt , mais encore dans
l'état catarrhal ou de rémission , pour combattre
la pléthore locale , ou l'excitation inflammatoire
quand elle s'y manifeste ; et alors je recomman-
derai même la saignée du bras , si la constitution
du sujet , le pouls dur , plein , la difficulté de
respirer , l'agitation fébrile l'exigent. Hors ces
circonstances , la saignée par la lancette ou

par les sangsues est également contre-indiquée par l'affection catarrhale ou l'état nerveux , la faiblesse du malade , et par conséquent nuisible.

Le croup simple étant essentiellement catarrhal , ne peut donc exiger la saignée déplétive si ce n'est contre des phénomènes consécutifs, du resserrement des voies aériennes , et les épiphénomènes parmi lesquels je range la pléthore, la fièvre , l'excitation inflammatoire ou nerveuse de tout le système; mais dans ces différens cas, ce moyen n'est pas tellement efficace que l'on doive fonder sur lui tout le succès du traitement.

Lorsque la suffocation donne lieu à la pléthore locale, il faut recourir aux sangsues et les faire mordre autour du cou.

Si le danger est pressant et la pléthore considérable, on peut pratiquer la saignée à la jugulaire , comme *Midleton* l'a recommandé. A l'exception de ce cas extrême, on doit la rejeter , parce qu'elle peut augmenter la fluxion.

.Des médecins sont d'avis de faire précéder les sangsues par la saignée du bras. On pourra suivre cette méthode si le sujet est assez fort pour supporter aisément la première évacuation. Il convient d'insister sur cette saignée avant les sangsues , lorsque l'excitation inflammatoire paraît se combiner avec le croup. La fièvre trop intense l'exigera également, mais un peu moins :

il en sera de même de la pléthore générale.

J'ai dit que la saignée pouvait agir comme révulsive ou dérivative, et contribuer à la guérison du croup, en changeant l'ordre des mouvemens qui produisent les accès. Il est probable qu'elle a été plus efficace par son effet révulsif que par la déplétion chez les deux enfans dont parle *Home* dans ses première et deuxième observations ; mais ce phénomène important n'a point assez frappé l'attention de l'auteur, ni même celle de bien d'autres praticiens non moins recommandables. Auraient-ils tant insisté sur l'usage de la saignée, qu'il fallait réduire à ses indications précises, s'ils avaient tenu compte de cet effet révulsif, et s'ils avaient remarqué que l'âge tendre est peu susceptible d'inflammation exquise ; que la thérapeutique générale recommande la plus grande réserve dans la saignée, chez les enfans comme chez les vieillards ; que le croup se présente plus fréquemment avec le génie catarrhal qu'avec les caractères de l'excitation inflammatoire ; enfin, que tant de malades ont péri de cette maladie, quoiqu'on y eût multiplié les saignées ?

On peut saigner dans l'intention d'opérer une révulsion favorable, non-seulement quand cette évacuation est d'ailleurs indiquée par quelqu'une des circonstances dont j'ai fait mention, mais encore lors même qu'elle ne l'est d'aucune autre manière, pourvu que la constitution du malade puisse supporter la faiblesse qui en est la suite. On ouvrira la veine du bras ou la saphène. C'est également aux parties éloignées de celle qui est essentiellement affectée qu'il faut tirer du sang, lorsqu'on veut tout-à-la-fois évacuer et faire révulsion.

Enfin on préférera la simple dérivation, si le malade est débilité, soit par constitution, soit par la maladie; et alors la saignée doit être pratiquée dans le voisinage de l'affection principale, au moyen des sangsues ou des scarifications, ou mieux encore des ventouses scarifiées : ces dernières doivent être placées à la nuque.

Je rangerai aussi le polygala parmi les moyens propres à faire cesser l'accès de suffocation : l'observation suivante, rapportée par MM. *Archer*, me détermine à le regarder comme tel.

Un enfant avait depuis quelques jours de l'enrouement, de la dyspnée, une toux sèche et rauque; il n'avait point eu de fièvre avant l'invasion ni depuis cette époque; l'appétit et la gaieté n'avaient point diminué; mais au troisième jour, les symptômes augmentèrent au point que la mort parut inévitable : chaque inspiration était plaintive. On administra, mais sans succès,

les vomitifs et le muriate mercuriel doux. Le
sénéga fut ensuite mis en usage. La difficulté de
respirer diminua en huit ou dix heures, et l'expectoration eut lieu en dix-huit ou vingt; l'enfant rejeta plusieurs pellicules blanches par les
selles, et il fut entièrement rétabli dans l'espace
de trente heures (1).

D'après MM. *Archer*, le sénéga fait vomir,
et purge même en peu de temps. Or, pour produire de semblables effets, il doit irriter les
voies digestives. C'est donc en irritant une membrane muqueuse éloignée de celle qui est affectée, en provoquant dans l'estomac une excitation qui se communique de là dans tout le
système, et en soutenant l'activité de tous les
organes, qu'il empêche le resserrement qui
constitue l'accès et qu'il guérit. Nous le répé-
tons, ce remède paraît agir comme le *carbonate
ammoniacal*, administré à l'intérieur.

Les épispastiques ont été recommandés dans le
croup par la plupart des auteurs, sans qu'on
leur ait trouvé une efficacité bien marquée contre
cette angine. Après avoir fait l'éloge de la saignée dans le traitement de sa première obser-

---

(1) Recueil des faits et des observations relatifs au
croup, etc.

vation , *Home* dit : « Je n'oserais assurer avec
» la même certitude que le vésicatoire ait
» été utile. » Je pense qu'il est indiqué ici
de même que dans la plupart des affections
catarrhales ou nerveuses, et que son action
doit être favorisée par les rapports sympathiques
de la peau avec les membranes muqueuses. Un
pareil émonctoire , établi à une distance convenable de la partie affectée, ne peut que s'opposer plus ou moins aux mouvemens vitaux
qui semblent s'y concentrer pour produire l'accès de suffocation, et même la phlegmasie. On
pourra donc l'employer dans toutes les périodes
de la maladie, à moins que l'excitation inflammatoire ne se manifeste avec trop d'intensité.
Le vésicatoire sera placé à la nuque, ou sur les
parties latérales du cou , comme le veulent
Crawford, *Michaëlis* et *Rosen* (1); ou autour
du cou, d'après *Fouquet* de Montpellier et
Home. C'est dans les mêmes vues qu'il faut
diriger l'emploi des rubéfians.

Je placerai ici le moyen curatif que, le premier, j'ai employé dans le traitement du croup,
et que je considère comme un des plus efficaces
pour combattre l'accès de suffocation. Mais
avant d'entrer dans de plus grands détails sur

____

(1) Maladies des Enfans.

ce puissant remède, il ne sera point inutile d'exposer en peu de mots les réflexions qui me l'ont fait connaître.

En cherchant à me rendre compte des phénomènes de la maladie, et de l'action des moyens avec lesquels on réussissait parfois à la guérir, j'étais parvenu à me faire une idée exacte des altérations que subit la partie affectée, et à me convaincre que le resserrement qui survient dans la phlegmasie de la membrane muqueuse des voies aériennes ne cédait en général qu'à l'effet révulsif des remèdes. D'une autre part, l'expérience prouvait encore que la plupart des enfans atteints du croup périssaient en peu de jours. Il me restait donc à déterminer pourquoi le traitement ordinaire, combiné d'après les principes reçus, n'opérait que très-peu de guérisons. La différence entre les réussites et les insuccès de la méthode curative me parut provenir de ce que l'intensité de l'affection était le plus souvent au-dessus de l'action des moyens dirigés contre elle; et j'inférai de là que la difficulté serait vaincue, si l'on trouvait un agent assez énergique pour rompre les mouvemens fluxionnaires. Dès-lors je cherchai, non à introduire quelque nouveau remède dans ce traitement, mais à augmenter, sans inconvénient d'ailleurs, la dose de l'un de ceux que les auteurs avaient déjà proposés ; et dans cette recherche mon attention se fixa sur les lavemens drastiques. Plusieurs motifs me firent croire que ce médicament remplirait mes vues. D'abord il était, par sa composition, le plus énergique des révulsifs employés jusqu'à nous ; en second lieu, son effet révulsif semblait devoir être augmenté par les rapports sympathiques qui existent entre la région hypogastrique et les voies aériennes ; enfin il était facile à administrer, même dans les cas de suffocation extrême, lorsque la déglutition, la respiration et la locomotion sont excessivement gênées, avantage précieux pour les enfans qui ont tant de peine à prendre des médicamens par la bouche. Une seule crainte pouvait m'arrêter, c'était de trop irriter la membrane muqueuse des gros intestins. Cependant, comme rien ne commandait plus impérieusement que le danger qui accompagne l'accès du croup, je n'ai pas hésité de prescrire ce lavement drastique dans les cas où tous les autres moyens paraissent insuffisans.

Au reste, je n'ai pas été le seul à penser que l'on pouvait tirer un grand parti des révulsifs et des dérivatifs dans le traitement du croup. *Pinel* en a senti toute l'utilité. Il recommande même les lavemens irritans (1) ; mais aucun

____

(1) Nosographie philosophique, 5e édition.

fait n'atteste qu'il les ait employés. Le docteur *Tourlet* ne s'en est servi que dans le croup dont sa fille fut atteinte. On voit aussi que *Schwilgué* était frappé de cette idée, lorsqu'il cherchait à faire révulsion avec les sternutatoires, les purgatifs, les sinapismes à la plante des pieds, l'irritation de la gorge produite par les barbes d'une plume (1).

Le lavement drastique qui m'a paru le plus propre à remplir mes vues, et que j'ai prescrit avec un succès constant, est composé d'une décoction un peu forte de graine de lin, à laquelle on ajoute du jalap en poudre (2).

La dose de cette racine doit être, pour chaque lavement, relative à l'intensité de l'accès, à l'âge et à la constitution du malade; mais en général, elle est de 24 à 36 décigrammes pour un enfant de l'âge de quatre ans et au-dessous, et de 4 à 6 grammes (un gros à un gros et demi) pour ceux de cinq à douze ans.

La méthode d'après laquelle je l'ai employé consiste à faire prendre en premier lieu un lavement avec le jalap, à la dose la plus forte que les circonstances le permettent. Ce remède peut

---

(1) Dissertation inaugurale.

(2) *Convolvulus jalappa* : pentandr. monog., Lin.

être administré dans les divers temps de l'accès,
c'est-à-dire, dès son commencement, lors de sa
plus grande intensité, et même quand, après
l'excitation, la suffocation reste extrême, avec
pouls intermittent, pâleur de la peau, œdème
des-extrémités, face livide et bouffie, respiration et déglutition très-difficiles, et commencement d'asphyxie.

. Dès qu'il a produit son effet, ce qui est
prompt, les fonctions reprennent graduelle-
ment leur activité, la respiration devient plus
aisée, la déglutition libre, le pouls plus fort et
régulier, etc. Alors il faut faire avaler alternativement, d'un quart-d'heure à l'autre, une
cuillerée de bouillon, ou autant d'une potion
dans laquelle entreront l'infusion de quinquina,
96 grammes ; les eaux de fleurs d'orange et de
mélisse, de chaque 32 grammes, et le sirop
d'œillet, 32 grammes.

Trois ou quatre heures après le premier lavement, si le resserrement n'a pas totalement
disparu, il faut administrer une autre décoction de graines de lin, à laquelle on n'ajoutera
que les deux tiers de la dose du jalap em-
ployée pour la première.

Ce second lavement doit être également donné dans le cours de la phlegmasie, lorsque le
malade paraît menacé d'un nouvel accès, ce

que l'on reconnaît à la dyspnée, à la respiration sifflante, à quelques angoisses, etc.

Si par l'effet de ces remèdes, l'abdomen devient douloureux, tendu, on pourra prescrire des lavemens émolliens et faire des fomentations sur le bas-ventre.

Je ferai observer que le premier lavement drastique n'est pas toujours immédiatement suivi de déjections alvines, ce qui, par parenthèse, prouve que cette condition n'est pas indispensable à son efficacité : mais ces déjections ne sont que retardées. D'autres fois les malades ont des selles copieuses. S'ils en sont fatigués, il faut leur faire prendre un lavement avec la décoction de fleurs de camomille romaine.

Il me reste à préciser les circonstances dans lesquelles ce remède doit être prescrit. C'est de la méthode qu'il doit tenir son degré de spécifité. Ayant à produire un révulsion, il faut la favoriser non-seulement par la manière dont le médicament qui l'opère doit être administré, mais encore en détruisant préalablement les affections qui peuvent l'empêcher. Ainsi, une fièvre intense, l'excitation inflammatoire ou nerveuse, la pléthore sont des obstacles qui s'opposent à l'effet de notre drastique. On les considérera donc comme autant de contre-indications qui le rendraient ou nul ou nuisible ;

et on aura soin de ne l'employer qu'après s'être assuré qu'elles n'existent pas, et que la maladie est réduite à son état le plus simple.

L'engorgement du tube aérien est encore une des contre-indications du lavement drastique. On conçoit aisément qu'une révulsion des forces vitales ne saurait détruire cet amas de matières visqueuses ou membraniformes. Il faut conséquemment s'attacher à les évacuer, pour être libre de recourir le plus tôt possible à ce remède.

Au reste, on peut s'en servir, soit dans les rémissions pour prévenir l'accès, soit quand l'accès est survenu, afin d'en arrêter le cours.

Lorsque le lavement drastique n'est point indiqué, et que le malade se trouve dans un danger imminent, il faut pratiquer la trachéotomie ; ces circonstances sont heureusement très-rares quand les premières indications ont été remplies avec soin : elle a toujours pour objet de faciliter la respiration.

Home est le premier qui a parlé de cette opération. *Crawford, Michaëlis, Dureuil, Chaussier* sont assez portés à l'admettre. Il faut cependant convenir, avec *Vicq-d'Azir* et *Schwilgué*, qu'elle ne peut pas toujours servir à extraire les matières qui engorgent le conduit aérien ; car on ignore quelle est précisément leur

situation, et jusqu'à quel point elles sont éten-
dues ou adhérentes. Mais comme c'est la dernière ressource qui nous reste, il faut suivre le
précepte de *Celse* : *Melius est anceps reme-*
dium quàm nullum.

Les circonstances où la trachéotomie est indiquée sont les suivantes : 1°. lorsque les voies
aériennes n'ont pas été évacuées, soit par la
nature, soit par les effets de l'art, et que les
matières paraissent assez accumulées pour empêcher le passage de l'air; 2°. lorsque, comme
l'observe *Schwilgué*, la glotte est tuméfiée;
car alors la suffocation ne saurait céder aux révulsifs, ni aux évacuans, ni aux anti spasmodi-
ques; 3°. enfin, lorsque des lambeaux de concrétions membraniformes s'entassent de manière
à ne pouvoir être expulsés, et à obstruer le tube
aérien. Dans les deux premiers cas, la suffocation s'établit et s'annonce par une gradation
sensible; mais dans le troisième, elle se manifeste dans un instant et devient rapidement mortelle. Ces indications sont les seules que l'on
doive remplir par l'opération de la trachéotomie, depuis que nous avons un moyen de combattre victorieusement le resserrement du conduit aérien, auquel il faut attribuer la plupart
des suffocations qui surviennent dans le croup,
et que l'on croyait dépendre de la présence

des matières visqueuses ou membraniformes.

Quant au mode d'opération qu'il faut adopter, *Michaëlis* conseille de faire comme quand on veut donner issue à des corps étrangers qui ont passé accidentellement dans le tube aérien ; il pense qu'il est inutile d'employer la sonde dont on se sert en ouvrant la trachée dans l'angine inflammatoire.

Chaussier croit qu'il faudrait pratiquer une incision longitudinale qui comprît plusieurs cartilages, et qui fût assez grande pour donner issue à la couche couenneuse lorsqu'elle se détacherait.

Enfin *Richerand* propose de substituer à la trachéotomie l'incision, si facile et si peu dangereuse, de la membrane crico-thyroïdienne. Cette incision servirait à placer une canule à la faveur de laquelle le malade pourrait respirer, lors même que l'ouverture de la glotte serait entièrement bouchée.

Cette opération doit suffire lorsque la glotte est tuméfiée, ou qu'elle est obstruée par des matières visqueuses ou concrètes.

Mais j'observe qu'elle ne peut être d'aucun secours quand le conduit aérien est engorgé par des matières épaisses, entassées ; car, en supposant que l'air pénètre, par le moyen de cette canule, jusqu'à la trachée, comment se fera-t-il jour à travers ces viscosités ou ces concrétions pour arriver aux ramifications bronchiques et aux poumons ?

Lors donc que le conduit aérien sera engorgé au-dessous de l'endroit où l'on a introduit la canule, il faudra pratiquer l'incision longitudinale dont j'ai parlé ci-dessus.

Le croup, étant une maladie *sui generis*, devait avoir son traitement propre; et tel est celui que je viens d'établir. La guérison de cette maladie s'opère par les efforts de la nature; mais c'est à l'art que l'on doit le salut du malade : lui seul peut s'opposer aux accès. La phlegmasie n'exige ensuite que les soins ordinaires.

Variétés. En parlant de l'usage de la saignée et des anti-spasmodiques directs ou indirects, j'ai déjà fait sentir que ces moyens curatifs convenaient spécialement, le premier contre l'excitation inflammatoire, le deuxième contre l'état nerveux ou spasmodique. Je vais indiquer à présent les modifications essentielles qu'exigent les deux variétés de cette angine.

Lorsque la disposition inflammatoire se manifeste dans le croup, et qu'elle le rapproche du type continu, en même temps qu'elle augmente l'intensité des symptômes, le praticien doit s'empresser de la combattre, d'autant plus que la maladie devient alors plus grave et plus dangereuse. La fièvre aiguë, le pouls plein et dur, la chaleur générale très-grande, la suffocation qui va toujours en augmentant, ne laissent aucun doute sur la nécessité impérieuse de recourir aux saignées, aux émolliens, en lavemens, en topiques et en boissons.

Cette indication étant remplie, la pléthore et l'excitation fébrile diminuées, et le croup réduit en quelque sorte à son état le plus simple, il faut se hâter de prescrire les vomitifs, et l'emploi des révulsifs, tels que les vésicatoires, les lavemens drastiques ; car la marche de la maladie est quelquefois si rapide, qu'elle laisse à peine le temps d'administrer ces remèdes.

Tant que l'état inflammatoire n'est pas détruit, on ne doit point penser aux moyens de remplir la deuxième indication : leur effet serait incertain et même nuisible. La maladie offre alors peu d'espoir.

L'état nerveux qui se combine avec le croup pour former notre deuxième variété, fait aussi le sujet d'une indication que le médecin doit remplir dans son traitement. Mais pendant qu'il l'attaque avec les anti-spasmodiques directs, on peut mettre en usage, sans inconvénient, les moyens propres à évacuer les matières visqueuses, à rompre la fluxion établie sur les voies aériennes, et en un mot à prévenir ou à dissiper l'accès de suffocation. Aussi cette variété du croup est-elle généralement moins à redouter que la précédente. Les anti-spasmodiques directs qu'on préfère dans cette circonstance, sont l'éther, les eaux de menthe, de mélisse, de fleurs d'orange, de tilleul, de camomille, l'assa-fœtida, l'opium gommeux, le camphre, employés tant à l'intérieur qu'à l'extérieur. Dès que leur effet diffusible a rétabli l'ordre dans les forces vitales, on les remplace par l'usage des amers dont l'action est permanente. Il importe d'administrer ces derniers à petites doses souvent répétées jusqu'à la fin de la maladie.

Complications. Lors de complication, le traitement du croup doit être combiné avec celui de la maladie concomitante.

***

Quels sont les moyens d'arrêter les progrès du croup et d'en prévenir l'invasion ?

Ce traitement consiste spécialement à soustraire les enfans à l'influence des causes qui déterminent la maladie. Or, nous avons vu que ces causes étaient intérieures ou extérieures ; de même les moyens préservatifs que nous allons indiquer seront relatifs à la disposition du sujet et aux objets dont il est environné.

La constitution du sujet offre d'abord la disposition à la phlegmasie muqueuse de la trachée ou du larynx, ensuite la disposition de tout le système aux affections catarrhales, aux maladies éruptives, fébriles ou chroniques, et l'excitation inflammatoire ou nerveuse. Dans les objets dont le corps est environné, on trouve les causes éloignées qui peuvent déterminer la formation du croup ou de quelqu'une des dispositions que j'ai énumérées ci-dessus. Je vais m'occuper des moyens de les combattre, c'est-à-dire du traitement préservatif de notre angine.

On ne reconnaît à aucun signe manifeste que tel ou tel enfant est plus exposé au croup que les autres. Il faut qu'il en ait été atteint pour que l'on puisse inférer de là qu'il conserve une débilité relative des organes de la voix, une disposition à la phlegmasie muqueuse de la trachée. Quand on a cette conviction, il faut tenir le cou chaudement, éviter de fatiguer les voies aériennes par le chant, la déclamation, les longues courses qui rendent la respiration difficile; faire respirer habituellement un air pur, et entretenir un émonctoire artificiel.

La disposition catarrhale de tout le système n'est qu'un développement de l'affection de la trachée et du larynx. On pourra la prévenir ou la corriger par tout ce qui fortifie la constitution individuelle. *Alphonse Leroy* dit très-bien qu'il est très-nécessaire de soigner l'éducation des enfans pour les fortifier ; car plus ils sont faibles, délicats, plus aussi sont-ils sujets aux rhumes, aux convulsions, etc.

Entretenir l'activité régulière des organes ; exiger chaque jour un exercice de tout le corps selon l'état actuel des forces ; faire respirer habituellement l'air pur de la campagne ; soumettre l'enfant à des repas réglés et à une nourriture saine ; proscrire dans le bas âge ces colles indigestes qu'on appelle des bouillies ; faire contracter des habitudes salutaires ; maintenir le corps dans une température égale et modérée : telles sont les principales bases sur lesquelles cette éducation physique doit reposer.

Les affections catarrhales provenant presque toujours de la débilité du système cutané, on le fortifiera par l'usage des frictions sèches faites chaque jour avec la flanelle fine. Ce moyen a le double avantage de provoquer la perspiration, et de diriger les mouvemens vitaux du centre à la circonférence.

Les acides, même très-légers, très-doux, étant nuisibles dans ces maladies, on les évitera avec attention, soit dans les boissons, soit dans les alimens.

Les bains offrent un excellent moyen de fortifier la constitution physique des enfans : on peut les faire prendre à jeun et se borner aux bains tièdes. Si cependant l'habitude rend le bain froid supportable, on préférera ce dernier. Dans tous les cas, on doit observer de faire une friction sur la peau avec la flanelle, dès que l'enfant sort de l'eau et qu'il est essuyé, et de le mettre ensuite au lit pour une demi-heure.

Lorsque la sécrétion des fluides est abondante, et que l'enfant est sujet à des vices particuliers, tels que le dartreux, le scrophuleux, le vénérien, etc., ou à des éruptions cutanées de diverse nature, il est très-utile d'établir un cautère ou un séton, ou bien d'appliquer un vésicatoire au bras.

C'est sur-tout lorsqu'il règne un croup épidémique, ou quelqu'une des maladies avec lesquelles on le rencontre communément, qu'il faut recourir de bonne heure à ces puissans préservatifs.

L'usage des toniques appelés anti-scorbutiques, et des amers, présente également de grands avantages, soit pour invigorer la constitution, soit pour effacer les dispositions vicieuses dont nous avons parlé. Il entretient l'activité dans les organes, favorise l'exercice régulier des fonctions, d'où résultent une assimilation plus parfaite, de meilleures sécrétions, et une énergie vitale plus grande. On donne ordinairement aux enfans, le matin à jeun, jusqu'à l'âge de trois à quatre ans, une cuillerée à café ou à soupe de sirop de raifort composé, appelé vulgairement sirop anti-scorbutique. Au dessus de cet âge, on fait prendre de 64 à 96 grammes (2 à 3 onces) de vin de raifort composé ; mais comme l'habitude émousse peu à peu l'action des médicamens, il est bon d'en quitter de temps en temps l'usage, et de le remplacer par celui du petit-lait clarifié, auquel on ajoute 32 grammes de suc de cresson de fontaine dépuré. Le déjeûner ne sera permis qu'une heure après avoir pris ces médicamens.

Les amers doivent accompagner les anti-scorbutiques. Il m'est bien démontré qu'ils augmentent particulièrement le ton des membranes muqueuses. En effet, ils s'opposent aux phlegmasies muqueuses, et en suspendent le cours tant qu'elles sont encore dans un état de formation. Je ne saurais trop recommander de donner aux enfans quelques tasses d'une infusion amère, comme de fumeterre, de centaurée, de trèfle d'eau, de camomille romaine, ou d'une décoction de racines de patience, de gentiane, etc. On peut aussi faire prendre quelques grains d'extrait de quinquina, d'aunée, d'absinthe, etc.

(153)

Il est inutile de dire que ces toniques sont
contre-indiqués par l'excitation inflammatoire.
Quand celle-ci se manifeste, on lui oppose un
régime doux, des boissons délayantes, la saignée par la lancette ou les sangsues, si elle pa·
raît nécessaire ; mais dès qu'elle est dissipée,
on passe aux moyens de prévenir la phlegmasie
muqueuse.

La disposition nerveuse exige que l'on combine quelques anti-spasmodiques aux toniques
permanens.

Les maladies auxquelles le croup succède
doivent être traitées avec le plus grand soin,
afin qu'elles aient une terminaison heureuse,
et pour éviter toutes les circonstances qui pourraient donner lieu à la phlegmasie muqueuse des
voies aériennes. C'est dans ces vues que *Michaëlis* conseille de combattre les affections catarrhales, même les plus légères, qui, dit-il,
masquent souvent le croup, ou qui ont une
grande tendance à se convertir en angine membraneuse. S'il survient, par exemple, un coryza, et qu'il ne cède pas à des moyens légers,
il faut aussitôt en employer de plus actifs, tels
que les purgatifs, les rubéfians, et entr'autres
le garou que l'on appliquera plutôt à la poitrine
qu'à la nuque : on doit éviter alors les expectorans et même les boissons théiformes. Je ne

pense pas, avec cet auteur, que les boissons chaudes soient nuisibles dans cette circonstance ; il me paraît préférable de les donner à petite dose et de les rendre toniques, si l'on craint qu'elles ne relâchent trop la fibre.

Dans les fièvres exanthématiques, on évitera soigneusement le froid et l'humidité, les rafraîchissans, et tout ce qui pourrait altérer le cours ordinaire de l'éruption, ou déterminer la formation de la phlegmasie muqueuse de la trachée. Mais si, malgré ces précautions, il survient une répercussion, il faut recourir le plus tôt possible aux épispastiques, aux diaphorétiques, et en un mot aux moyens de rétablir l'éruption cutanée.

Lorsqu'il existe un vice *sui generis*, on doit lui opposer son spécifique.

Parmi les causes éloignées, les plus redoutables sont le froid humide, les transitions subites du chaud au froid, l'air chargé de substances âcres. Pour éviter la trop forte impression du froid, on se servira de vêtemens assez chauds. Il faut aussi se garantir des courans d'air, et surtout de l'air chargé d'humidité ou de quelque gaz acide, comme le muriatique, le nitrique, etc. On prendra le même soin contre les substances âcres contenues dans certains brouillards, qui irritent les yeux et la gorge.

Si l'enfant s'est refroidi , *Crawford* veut qu'on le mette aussitôt dans le bain tiède, qu'on le couche immédiatement après qu'il est essuyé, et qu'on lui administre des diaphorétiques. Cette méthode paraît très-bonne pour empêcher le développement du croup.

Morgagni s'est garanti d'une épidémie catarrhale en se tenant chaudement dans le lit et à la diète pendant trois jours de suite. Le même moyen ne serait-il pas applicable au croup ?

Les sudorifiques d'une certaine activité semblent remplir le même objet, qui est de rétablir la perspiration et le ton du système cutané affaibli par l'impression trop forte du froid. C'est ainsi que quelques tasses d'une infusion de feuilles de bourrache ou de fleurs de sureau, de coquelicot ont souvent enrayé une affection catarrhale dès son commencement.

Si la phlegmasie continue, ou si l'on arrive trop tard pour l'arrêter, l'application du vésicatoire à la nuque ou au cou me paraît, comme je l'ai déjà dit , s'opposer fortement à l'accès de suffocation. Notre lavement drastique fera le même effet. Enfin si l'accès se manifeste, ce lavement peut encore le dissiper dès son principe, pourvu qu'aucune circonstance n'empêche de l'administrer.

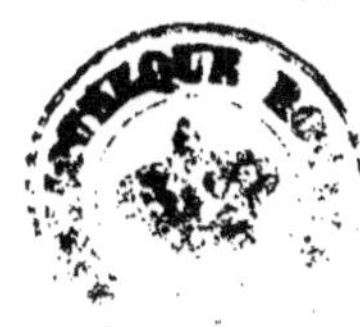

FIN.

www.ingramcontent.com/pod-product-compliance
Lightning Source LLC
LaVergne TN
LVHW020645200726

843508LV00002B/669